U0738903

实习护士带教手册

主编　王锡唯　赵国芳　杨明磊
　　　陆　萍　何　萍

ZHEJIANG UNIVERSITY PRESS
浙江大学出版社
·杭州·

图书在版编目（CIP）数据

实习护士带教手册 / 王锡唯等主编. -- 杭州 : 浙江大学出版社，2025.6. -- (护理查房丛书). -- ISBN 978-7-308-26196-8

Ⅰ. R47-62

中国国家版本馆CIP数据核字第2025VB3752号

实习护士带教手册

王锡唯　赵国芳　杨明磊　陆　萍　何　萍　主编

责任编辑	蔡晓欢
责任校对	潘晶晶
封面设计	黄晓意
出版发行	浙江大学出版社
	（杭州市天目山路148号　邮政编码310007）
	（网址：http://www.zjupress.com）
排　　版	杭州晨特广告有限公司
印　　刷	杭州钱江彩色印务有限公司
开　　本	880mm×1230mm　1/32
印　　张	9.625
字　　数	216千
版 印 次	2025年6月第1版　2025年6月第1次印刷
书　　号	ISBN 978-7-308-26196-8
定　　价	54.00元

《实习护士带教手册》

主　编：王锡唯　赵国芳　杨明磊　陆　萍　何　萍
副主编：黄丹凤　谢小玲　丁春波　徐小郁　蔡金尔
编　委：陈　燕　陈蓓蕾　陈　芳　陈项琳　成霞霞
　　　　冯　捷　高贤珠　胡丹华　江芸芸　鲁丹丹
　　　　梅颖颖　钱璐佳　邵亚芳　沈美红　沈颖颖
　　　　王　芳　吴楚楚　熊　芸　杨剑春　叶森森
　　　　俞柳清　张靓艳　章武娟　钟丹妮　朱燕燕

Preface 前言

　　护理学是一门注重实践性的学科,临床实习是专业培养中极其重要的实践性教学环节,而实习带教工作则是决定实习效果的关键环节。临床实习期是护理专业学生将理论知识应用于实践的过渡时期,为其临床思维的形成打下基础,同时也是其医学人文道德价值观建立的关键阶段。

　　本书讲解、分析和总结了临床带教老师在带教实习生的过程中遇到的很多实际问题,并为这些问题提供可靠的解决方案,理论联系实际,能让临床带教老师切实运用临床护理知识,熟练掌握护理实习生带教方法及技巧,培养带教老师的教学计划制订、教学查房组织及教案书写能力,同时能提高护理实习生的实践操作技能和实际工作能力。

　　本书编写人员均系临床带教老师及骨干护士,搜集了临床各科室的实习生带教案例,充分借鉴了国内外最新研究进展,并将多年积累的实践经验倾注其中。每章涵盖专科背景、带教计划、教案书写、教学查房、专科理论及操作考试等内容,内容具体、浅显易懂、实用性强,可以用作护理实习生带教的参考用书,又可用作临床护士的教学用书。

本书在编写、审定和出版过程中,得到了浙江大学出版社编辑的悉心指导与大力支持,在此深表谢意! 因编写时间仓促,书中疏漏与不妥之处在所难免,敬请读者批评指正。

编者
2025 年 1 月

CONTENTS 目录

第一章 呼吸与危重症医学科实习生带教手册 ……………1

　一、科室介绍 …………………………1

　二、实习生带教计划 …………………2

　三、实习生理论考核 …………………7

　四、实习生操作考核 …………………8

　参考文献 …………………………13

第二章 血管外科实习生带教手册 …………14

　一、科室介绍 …………………………14

　二、实习生带教计划 …………………14

　三、实习生理论考核 …………………21

　四、实习生操作考核 …………………21

　参考文献 …………………………27

第三章 老年医学科带教手册 …………28

　一、科室介绍 …………………………28

　二、实习生带教计划 …………………29

　三、实习生理论考核 …………………33

　四、实习生操作考核 …………………34

　参考文献 …………………………37

第四章　甲状腺外科实习生带教手册 ···········38
　　一、科室介绍 ···········38
　　二、实习生带教计划 ···········39
　　三、实习生理论考核 ···········43
　　四、实习生操作考核 ···········43
　　参考文献 ···········47

第五章　重症医学科实习生带教手册 ···········49
　　一、科室介绍 ···········49
　　二、实习生带教计划 ···········49
　　三、实习生理论考核 ···········54
　　四、实习生操作考核 ···········54
　　参考文献 ···········61

第六章　内分泌代谢科实习生带教手册 ···········62
　　一、科室介绍 ···········62
　　二、实习生带教计划 ···········62
　　三、实习生理论考核 ···········67
　　四、实习生操作考核 ···········67
　　参考文献 ···········74

第七章　妇科实习生带教手册 ···········75
　　一、科室介绍 ···········75
　　二、实习生带教计划 ···········76
　　三、实习生理论考核 ···········81
　　四、实习生操作考核 ···········81
　　参考文献 ···········87

第八章　血透室实习生带教手册 ………………………………89
　　一、科室介绍 ………………………………89
　　二、实习生带教计划 ………………………89
　　三、实习生理论考核 ………………………95
　　四、实习生操作考核 ………………………96
　　参考文献 …………………………………106

第九章　神经外科实习生带教手册 …………………………107
　　一、科室介绍 ………………………………107
　　二、实习生带教计划 ………………………108
　　三、实习生理论考核 ………………………113
　　四、实习生操作考核 ………………………113
　　参考文献 …………………………………119

第十章　脊柱外科实习生带教手册 …………………………121
　　一、科室介绍 ………………………………121
　　二、实习生带教计划 ………………………121
　　三、实习生理论考核 ………………………126
　　四、实习生操作考核 ………………………127
　　参考文献 …………………………………131

第十一章　乳腺外科实习生带教手册 ………………………132
　　一、科室介绍 ………………………………132
　　二、实习生带教计划 ………………………132
　　三、实习生理论考核 ………………………138
　　四、实习生操作考核 ………………………139
　　参考文献 …………………………………142

第十二章　消化科实习生带教手册 ·······················144

一、科室介绍 ·······················144

二、实习生带教计划 ·······················144

三、实习生理论考核 ·······················149

四、实习生操作考核 ·······················150

参考文献 ·······················156

第十三章　肛肠外科实习生带教手册 ·······················157

一、科室介绍 ·······················157

二、实习生带教计划 ·······················158

三、实习生理论考核 ·······················163

四、实习生操作考核 ·······················164

参考文献 ·······················169

第十四章　手术室实习生带教手册 ·······················170

一、科室介绍 ·······················170

二、实习带教计划 ·······················170

三、实习生理论考核 ·······················174

四、实习生操作考核 ·······················174

参考文献 ·······················176

第十五章　肾内科实习生带教手册 ·······················178

一、科室介绍 ·······················178

二、实习生带教计划 ·······················179

三、实习生理论考核 ·······················183

四、实习生操作考核 ·······················184

参考文献 ·······················189

第十六章　血液肿瘤科实习生带教手册 ･･････････190
　一、科室介绍 ･･･････････････････････190
　二、实习生带教计划 ･･･････････････191
　三、实习生理论考核 ･･･････････････196
　四、实习生操作考核 ･･･････････････197
　参考文献 ･･･････････････････････204

第十七章　泌尿外科实习生带教手册 ･･･････205
　一、科室介绍 ･･･････････････････････205
　二、实习生带教计划 ･･･････････････205
　三、实习生理论考核 ･･･････････････210
　四、实习生操作考核 ･･･････････････211
　参考文献 ･･･････････････････････216

第十八章　肝胆胰外科实习生带教手册 ･･･････････217
　一、科室介绍 ･･･････････････････････217
　二、实习生带教计划 ･･･････････････217
　三、实习生理论考核 ･･･････････････221
　四、实习生操作考核 ･･･････････････222
　参考文献 ･･･････････････････････227

第十九章　胸外科实习生带教手册 ･･････････228
　一、科室介绍 ･･･････････････････････228
　二、实习生带教计划 ･･･････････････229
　三、实习生理论考核 ･･･････････････233
　四、实习生操作考核 ･･･････････････234
　参考文献 ･･･････････････････････238

第二十章　急诊科实习生带教手册 ……………239
　　一、科室介绍 ……………………………239
　　二、实习生带教计划 ……………………240
　　三、实习生理论考核 ……………………245
　　四、实习生操作考核 ……………………245
　　参考文献 …………………………………250

第二十一章　神经内科实习生带教手册 ………251
　　一、科室介绍 ……………………………251
　　二、实习生带教计划 ……………………251
　　三、实习生理论考核 ……………………257
　　四、实习生操作考核 ……………………257
　　参考文献 …………………………………262

第二十二章　放化疗科实习生带教手册 ………263
　　一、科室介绍 ……………………………263
　　二、实习生带教计划 ……………………264
　　三、实习生理论考核 ……………………269
　　四、实习生操作考核 ……………………270
　　参考文献 …………………………………276

第二十三章　心血管内科实习生带教手册 ……277
　　一、科室介绍 ……………………………277
　　二、实习生带教计划 ……………………278
　　三、实习生理论考核 ……………………283
　　四、实习生操作考核 ……………………283
　　参考文献 …………………………………290

附　录 ……………………………………………291

第一章

呼吸与危重症医学科实习生带教手册

一、科室介绍

呼吸与危重症医学科是宁波市第二医院(以下简称宁波二院)的重点发展科室,医院为科室配备了胸部电磁导航、氩氦刀、硬质支气管镜、冷冻仪、激光仪、内窥镜系统、肺功能仪等先进设备,还建有浙东地区医疗领域人工智能研究中心——宁波市医疗大数据研究所平台。建科30多年来,呼吸与危重症医学科专注于临床呼吸慢病及危重急症的救治和护理、临终照护和关怀、互联网+护理上门护理、呼吸康复指导等工作。2020—2022年,呼吸与危重症医学科的医护人员更是担负起救治新冠患者的巨大责任。

二、实习生带教计划

实习计划是实习生的一项任务,按照实习周数编排,根据工作中可能接触到的前后顺序和难易程度进行排序,现教现学,具体以实际临床遇到的操作为准。带教老师如何在不脱产的情况下带教,并在不影响正常工作的情况下加强带教能力是我们需要思考的问题。针对这一问题,总带教老师在实习生入科第一天,应告知实习生有关实习计划完成的具体要求。

1.实习生带教计划纸质版如表1-1所示,应由实习生随身携带,带教老师在工作时见缝插针教学,师生间相互督促完成实习计划中的内容,做到带教的全面性和标准化,让实习计划完成得更加完满。

2.科室应同时提供实习生带教计划电子版,供实习生预习相关临床理论知识和操作流程。带教老师对于实习生带教计划中涉及的理论知识应以口头考核的方式完成,对于涉及的临床常见操作或新理论、新技术,应加强带教,使实习生的操作结合临床理论知识,更有底气和胆量。

3.实习过程以教案(如表1-2所示)为基础,根据实际临床问题现学现教,不拘泥于实习生带教计划,对于临床上没有遇到的带教知识点,应以回顾书本理论知识、翻阅病房经典教案或模拟演练等形式完成。

4.为了对带教工作完成情况有客观体现,实习生带教计划中的每一项都需要注明日期、完成效果评价,一周任务完成后需要填写完成时间,并且师生双方签名。

表1-1 呼吸与危重症医学科实习生带教计划

周次	知识目标		技能目标		素质与思政目标	阶段性任务
	专科护理	基础护理	专科护理	基础护理		
第一周	1.熟悉科室环境、劳动纪律、规章制度、各班职责；2.能说出吸氧操作注意事项及不同氧浓度的适应证	1.知道垃圾分类、锐器处理；2.充分理解无菌观念；3.掌握床边血糖测量	能在带教老师指导下处理出入院患者	1.能说出T、P、R、BP、SO$_2$的正常值；2.铺备用床、为卧床患者更换床单，熟练进行患者晨间护理	素质目标：具有尊重患者、爱护患者的意识，良好的敬业精神和伦理道德行为。思政目标：1.树立热爱专业、坚持不懈、勇于奉献的精神；2.培养与患者及其家属进行有效沟通的能力；3.培养实习生整体护理意识	
第二周	掌握壁式吸氧、氧气雾化吸入的操作	1.知道跌倒的相关因素和预防措施；2.能说出压疮分级、预防措施、皮肤护理的	1.掌握输液反应的处理原则，掌握密闭式留置针操作	1.掌握口腔护理、会阴护理、翻身、叩背的方法		小讲课

续表

周次	知识目标		技能目标		素质与思政目标	阶段性任务
	专科护理	基础护理	专科护理	基础护理		
第二周		注意事项	2.掌握支气管镜检查前后的注意事项,进行正确宣教;3. 掌握PICC导管的使用及注意事项	2.掌握胃管留置、心电监护的护理操作		
第三周	1.能叙述呼吸科疾病的临床表现,护理要点、治疗原则及健康宣教;2.能叙述呼吸科常用药物的作用及副作用,叙述本科常见快滴、慢滴、微泵用药	1. 掌握微泵的使用;2. 能在带教老师指导下吸痰	了解配置青霉素及头孢皮试液的方法		能在带教老师指导下正确发放口服药,了解本科常用口服药的外观、用法用量、注意事项	1.实习生与带教老师工作互评;2.理论考试;3.实习鉴定书写;4.完成操作考试

续表

周次	知识目标		技能目标		素质与思政目标	阶段性任务
	专科护理	基础护理	专科护理	基础护理		
第四周	能叙述支气管哮喘的健康宣教	1. 能正确留取各种血、尿、粪、痰标本（容器的选择）；2.能进行引流袋更换	能在带教老师指导下进行血气分析的采集，并能读取血气报告	1. 了解输液配置；2.掌握皮下、皮内、肌肉注射操作		1. 教学查房；2.完成实习计划，并放入实习手册

表1-2　呼吸与危重症医学科教案

带教重难点及策略	**重点：** 1.知道为什么要进行护理工作，理解护理工作的意义。 2.掌握慢性阻塞性肺疾病（COPD）、呼吸衰竭、肺栓塞、肺癌等疾病相关的理论知识及护理要点。 3.掌握呼吸科常见操作技能，如：留置针穿刺、静脉采血、雾化吸入、吸痰操作、呼吸机使用等。 4.提高临床沟通能力，避免发生因沟通不良引起的护患纠纷事件。 **处理：** 1.了解实习生的概况，如职业选择原因、个性、爱好等，与实习生能进行有效、及时的沟通，理解、关爱实习生，尊重实习生的选择，让实习生明白工作本身是磨炼人格和心志，促成我们成长的人生经历，最终将提升我们的人生价值。护理工作是千千万万种工作中的一种，平凡而伟大。临床中以现场观摩、讲解、历史资料展示等多形式让实习生深入了解护理工作

续表

带教重难点及策略	2.要求实习生做好呼吸系统章节的理论知识复习,临床带教中加强理论知识的现场考核,并指导实习生将理论知识运用于临床中。指导实习生学习临床新理论、新知识,不限形式合理利用碎片时间相互探讨临床实践过程中遇到的问题,提高工作责任感,提升临床学习氛围。 3.带教老师一对一、手把手带教,将工作中点点滴滴的操作按照流程细致入微地教授给实习生。 4.实习生从学校进入临床实习,与患者进行沟通时由于学校的沟通技巧学习过于理论化,不能与真实的护理实践相适应,护生沟通技巧的临床应用受到限制。带教老师应针对临床案例教导实习生提前收集沟通素材,如患者的化验、检查数据、用药和治疗要求等信息,现场示范具体沟通方法后再由实习生独立完成同类沟通,提高实习生自信心,并取得患者的信任。另外,仅凭个人能力无法完成整个病区的患者护理,因此,团队沟通至关重要。带教老师还应将团队意识、团队协作、团队沟通等纳入沟通能力培养内容。带教老师应带领实习生临床现身说法,与患者及其家属、与工作团队的其他成员进行沟通。 **难点:** 提升实习生对护理工作的热情。 **处理:** 1.科室应做好实习生的服务工作,熟悉带教工作,能够及时解答和处理实习生在临床实习中遇到的各种问题,加强与实习生的沟通交流,使实习生能融入一个团结、友善、互助的工作团队。 2.带教老师应做好工作中的榜样,积极、用心地投入工作,正向地影响实习生。带教老师在带教临床技能的同时还应传授实习生正向的人生价值观,以身作则,告知实习生积极的工作态度和工作成果肯定能得到周围人的肯定,从而使他们内心满足而产生自信,获得坚守护理工作的动力,激励他们积极、努力地投入工作,形成一个良性循环

学习任务和典型的案例	**案例**:患者,女,76岁,因"发热5天",拟以"肺部感染"由急诊转入我科进一步治疗。入院时患者老年痴呆,不能言语对答,气管切开,塑料套管内2L/min鼻导管吸氧,经气管套管吸痰,吸出中等量黄色黏痰,翻身后气促,平卧后能缓解,无咯血不适。生命体征:体温38℃,脉搏90~108次/min,血压波动在95~148/92~96mmHg,氧饱和度波动在94%~99%。住院第3天,患者心率波动在125~138次/min,氧饱和度波动在80%~90%,喉头闻及痰鸣音明显,经气管套管内吸痰数次后上述症状无明显改善,吸痰过程中发现吸痰管插入困难,只能在气管套管内浅表位置吸痰。 **任务:** 1.这位患者可能发生了什么? 2.作为实习生你应该做些什么? 3.这样的事件发生的原因有哪些? 4.如何避免此类事件的发生?
带教反思	通过带教老师精讲指点、案例分析、讨论,实习生了解了呼吸科疾病的常见发病原因和临床表现,知道了呼吸科疾病治疗和护理的要点,掌握了呼吸科常见药物作用及副作用、常见辅助检查及临床意义

三、实习生理论考核

呼吸与危重症医学科护理实习生考核大纲

　　1.总则:为全面了解并客观、公正地评价实习生的实习效果、工作能力、工作态度,提高实习生工作积极性,特制定本考核大纲。

　　2.适用范围:呼吸与危重症医学科实习生。

　　3.制定原则:使实习生在呼吸与危重症医学科实习期间

通过带教老师的知识传授获得系统性的护理工作知识,在短暂的实习工作中,师生能相互督促完成带教实习任务,并取得良好的实习效果。

四、实习生操作考核

呼吸与危重症医学科在氧疗和保持呼吸道通畅方面的操作较多,因此对此类项目的操作考核较为重视。科室将操作评分标准(如表1-3、表1-4所示)提供给实习生,让实习生提早做好练习;带教老师对操作过程中会出现的重点和难点给予现场演示和细节讲解,让实习生真正理解操作的含义,使操作流程更加顺畅、自然。

表1-3　经口腔吸痰操作评分标准

科室:_____　姓名:_____　得分:_____

项目		程序	完成	未完成	
				未做	错误
仪态仪表		规范洗手			
		戴口罩			
操作前准备		用物准备(齐全、有效期内)			
		患者准备(无假牙,口腔黏膜完整)			
操作步骤	准备	核对			
		解释			
		评估患者呼吸道情况			
		病情允许下叩肺			
	过程	安置患者体位恰当			
		必要时给予患者高浓度吸氧			
		连接电源及各管路,开动吸引器,调试压力			

续表

项目		程序	完成	未完成	
				未做	错误
操作步骤	过程	打开治疗碗方法正确			
		倾倒生理盐水[1]			
		打开吸痰管外包装,暴露末端			
		戴无菌手套,一手保持无菌,取出吸痰管★			
		吸痰管连接负压吸引器,并调节压力[2,3]			
		试吸			
		阻断负压,将吸痰管插入口腔—咽喉部—气管			
		间歇式旋转吸引,每次不超过15s★			
		抽吸生理盐水冲洗吸痰管[4]			
		分离吸痰管连同手套,弃于医用垃圾桶内[5]			
		关闭吸引器,将连接管放置妥当			
		擦净患者面部,安置舒适体位			
		再次评估患者呼吸道情况,调整氧流量			
		用物处理			
		洗手			
		记录			
注意事项		吸痰方法正确,保持无菌原则			
		负压大小调节合适			
		严密观察患者意识、血氧饱和度、生命体征等			
熟练程度		动作轻巧、稳重、有条不紊			
人文关怀		操作中注意与患者交流,关心患者,确保沟通有效			

续表

项目	程序	完成	未完成	
			未做	错误
结果	未做件数: 　错误件数: 　未通过加★ 号件数:			
	点评:			

注:

1.倾倒生理盐水时未冲洗瓶口为错误,应将瓶签向掌心,冲洗瓶口,从原处倒出,并注明开瓶日期和时间。

2.调节负压吸引器压力100~120mmHg[①],最大不超过200mmHg。

3.吸痰时间不宜超过15s,如痰液较多,需再次吸引;吸氧患者吸氧3~5min,必要时应给予高流量吸氧或根据病情适当延长吸氧时间后再次吸引。

4.吸痰过程中密切监测患者心率、血压、呼吸及氧饱和度等情况,如患者发生缺氧的症状,如发绀、心率下降等时,应立即停止吸痰。

5.吸痰管、治疗碗每次更换,其余吸痰用物每日更换1次,储液瓶内吸出液应及时倾倒,不得超过2/3。

6.口腔内吸痰考试总分100分,分32件考件,其中加★号2件考件每件5分,共计10分,其余30件考件每件3分,共计90分。总分低于90分,为不合格。

表1-4　桶式吸氧操作考核评分标准

项目	程序	完成	未完成	
			未做	错误
自身准备	洗手:六步洗手法			
	戴口罩			
操作前准备	用物准备,治疗室完成			

---

① 1000mmHg≈13.33kPa

续表

项目		程序	完成	未完成	
				未做	错误
操作步骤	桶式	冲气[1]			
		安装氧气表			
		装通气管			
		装湿化瓶[2](湿化瓶内装无菌蒸馏水 1/3~1/2)			
		关小开关(氧气表开关)			
		开大开关(氧气筒开关)			
	过程	核对患者身份			
		解释用氧目的			
		安置患者体位:半坐卧位或斜坡卧位或舒适卧位			
		准备胶布(单头吸氧管)			
		打开氧气表(小开关),根据患者需要调节氧流量			
		连接一次性吸氧管,试气			
		清洁鼻腔			
		将鼻塞置于鼻腔内(单头吸氧管:用胶布将其固定于鼻尖及面颊部)			
		记录:用氧开始时间、氧流量、签全名			
		安置患者			
		解释用氧注意事项[3]★			
		用物处置			
		洗手			
		洗手			
		向患者说明停氧理由			
		取下胶布,用纱布包裹鼻塞,分离吸氧管			
		揩净鼻面部			

续表

项目		程序	完成	未完成	
				未做	错误
操作步骤	停用	记录停氧时间、签名			
		关大流量开关(筒式)/关流量开关(壁式)			
		安置患者			
		拆湿化瓶			
		关小开关(仅适用于筒式)			
		卸氧气表			
		用物处置			
		洗手			
注意事项		观察患者缺氧状况有无改善			
		观察氧气装置有否漏气,是否通畅,氧气筒内剩余量			
		观察流量是否正确(流量表内锥形浮标上端或圆形浮标中线平面所指的刻度)			
操作熟练程度		动作轻巧、稳重、有条不紊			
人文关怀		操作中注意与患者交流,关心患者			
结果		未做件数:　　　　错误件数:　　　　未通过 加★号件数:			

注:

1. 说明冲气目的:冲掉气门上的灰尘。

2. 常用湿化液为蒸馏水,急性肺水肿用20%~30%乙醇。

3. 吸氧的注意事项,做好四防:防火、防热、防油、防震。

4. 患者由烦躁不安变为安静,心率变慢,血压上升,呼吸平稳,发绀消失。

5. 氧气筒内氧气勿用尽,压力表至少要保留 0.5MPa(kg/cm²),以防外界空气及杂质进入筒内,再冲气时引起爆炸。

6. 患者吸氧过程中需要调节氧流量时,应当先将患者的鼻导管取下,调节好氧流量后,再将其与患者连接。对未用完或已用尽的氧气筒,应分别悬挂"满"或"空"的标志。

7.筒式吸氧操作考试总分100分,分39件考件,其中加★考件5分,其余项2.5分;加★考件未做扣5分;其他考件未做扣2.5分,错误均酌情扣分。总分低于90分,为不合格。

参考文献

[1] 张海英.护理实习生职业倦怠感、抑郁焦虑症状的相关因素[J].国际护理学杂志,2021,40(22):4051–4055.

[2] 黄求进.护理实习生压力源调查及影响因素分析[J].中华现代护理杂志,2022,28(30):4276–4280.

[3] 张洁.护理实习生临床沟通能力培养的研究进展[J].中华现代护理杂志2019,25(15):1973–1977.

（沈美红）

第二章

血管外科实习生带教手册

本章旨在帮助实习生掌握血管外科常见疾病的病因、临床表现、诊断方法和治疗原则;学习血管外科基本操作,如低分子量肝素皮下注射、溶栓护理、并发症观察等;理解并应用患者评估、制订护理计划、监测病情变化的能力;提升与患者及其家属的沟通技巧,以及与其他医疗团队成员的协作能力;在带教老师指导下选取典型病例,进行个案分析;定期进行学习进度评估,鼓励实习生自我反思,提供及时反馈。

一、科室介绍

血管外科主要收治血管疾病的各类急、危、重症患者,包括主动脉夹层、主动脉瘤,以及下肢动脉硬化闭塞症、内脏血管疾病,动静脉畸形、血管瘤、尿毒症患者的内瘘狭窄、闭塞等。

二、实习生带教计划

血管外科实习生带教计划如表2-1所示。

表2-1 血管外科实习生带教计划

周次	知识目标		技能目标		素质与思政目标	阶段性任务
	专科护理	基础护理	专科护理	基础护理		
第一周	1.熟悉本科室环境布局、常用物品放置、各班职责、工作流程；2.熟悉本科室常见药物及注意事项、各类检查单的宣教及特殊检查的注意事项	1.掌握耳温仪、电子血压计、血糖仪、心电图机的使用；2.掌握青霉素皮试液的配置及皮试结果的观察判断	能在带教老师指导下处理出入院患者	1.能正确测量患者生命体征；2.能在带教老师的指导下进行心电图检查；2.铺备用床、为卧床患者更换床单，熟练进行患者晨间护理	素质目标：1.尊重患者权利，维护患者隐私，提供以患者为中心的护理服务，关注患者的心理与情感需求；2.能准确评估患者的生命体征、根据医嘱观察患者病情变化；3.基本掌握本科常见疾病的围术期护理。思政目标：1.树立热爱专业、坚持不懈、勇于奉献的精神；2.培养与患者及其家属进行有效沟通的能力	自行复习外科护理学中有关下肢静脉曲张、下肢深静脉血栓、下肢动脉硬化闭塞症的内容

续表

周次	知识目标		技能目标		素质与思政目标	阶段性任务
	专科护理	基础护理	专科护理	基础护理		
					3. 培养实习生整体护理意识	
第二周	1. 能叙述下肢静脉曲张病因、临床表现、并发症及护理;2. 掌握下肢静脉曲张围术期的健康宣教	掌握心电监护的使用;正确进行吸氧操作	1. 掌握弹力袜穿脱方法及注意事项;2. 掌握踝泵运动方法	1. 知晓预防下肢深静脉血栓的护理措施2. 在带教老师指导下进行本科各类检查单的发放及宣教		小讲课
第三周	1. 能叙述下肢深静脉血栓的病因、临床表现;2. 掌握介入围术期护理;3. 掌握下肢深静脉血栓围术期的健康宣教	掌握微泵使用方法和50%硫酸镁湿敷方法	1. 掌握腿围测量方法及注意事项;2. 掌握低分子量肝素皮下注射方法	1. 能在带教老师指导下正确发放口服药;2. 掌握科室常见抗凝药物的不良反应及注意事项		1. 实习生与带教老师工作互评;2. 理论考试;3. 完成操作考试

续表

周次	知识目标		技能目标		素质与思政目标	阶段性任务
	专科护理	基础护理	专科护理	基础护理		
第四周	1.能叙述下肢动脉硬化闭塞症的病因及临床表现；2.掌握下肢动脉硬化闭塞症患者的足部护理、介入术后并发症的预防及护理	掌握疼痛评估的方法、时机	1.掌握下肢血运观察方法；2.掌握伯格运动方法	知晓本科室常见血管活性药物的用法、用量及注意事项		1.教学查房；2.实习鉴定书写；3.完成实习计划，并放入实习手册

下肢深静脉血栓(deep vein thrombosis,DVT)是血管外科中静脉系统疾病教学的重要内容之一，其教案的编制需精心设计，以确保实习生能够准确理解该病的病理生理、临床表现、诊断方法及治疗、预防及护理策略。血管外科DVT教案如表2-2所示。

表2-2 血管外科DVT教案

带教重难点及策略	**重点：** 1.DVT的临床表现具有多样性和非特异性：临床症状从无明显症状到严重肿胀、疼痛不等，识别难度大，易与其他疾病混淆。 2.DVT的治疗与预防策略：抗凝治疗是基础，但药物选择、剂量调整及并发症管理复杂；预防措施涉及患者教育、物理预防和药物预防等多个方面。 3.护理措施的综合性和个体化：需兼顾疼痛管理、患肢护理、预防并发症、心理支持等多个方面，且需根据患者具体情况调整

续表

带教重难点及策略	**处理：** 1.实习生通过角色扮演或模拟病例讨论，在实践中学习如何根据患者的临床表现进行初步判断，识别不同病情严重度下的典型与非典型症状，提升早期识别DVT的能力。 2.组织小组讨论，围绕具体病例探讨治疗方案的选择和调整，以及如何制订个性化的预防计划。同时，强调团队协作在DVT管理中的重要性。 3.采用角色扮演模拟实施护理计划，包括患肢抬高、穿脱弹力袜、监测患者生命体征、预防肺栓塞等措施，强调个性化护理的重要性。 **难点：** 1.病理生理机制：DVT形成的复杂病理过程，包括对Virchow三要素（静脉壁损伤、血流缓慢、血液高凝状态）的理解。 2.抗凝治疗的管理与监测：抗凝治疗是DVT治疗的核心，但药物剂量调整、监测国际标准化比值、预防出血风险等需要高度的专业知识。 3.患者教育与长期管理：教育患者了解DVT的长期影响、生活方式的调整、复诊重要性等，确保患者能有效参与自我管理。 **处理：** 1.利用多媒体动画或模型展示血栓形成的过程，结合实际案例解析Virchow三要素在不同情境下的作用，增强实习生的直观感受和理解。 2.邀请临床药师或资深护士讲解抗凝药物的种类、作用机制、副作用及监测指标，结合模拟练习，提高实习生实践技能。 3.设计患者教育手册或视频材料，模拟患者教育场景，训练实习生如何清晰、有效地传达复杂的医疗信息
学习任务和典型的案例	**案例：**患者，男，76岁，左下肢反复肿胀不适3周余。门诊于10月23日拟以"左下肢深静脉血栓形成"收住入院。检查结果显示：左下肢肿胀，皮温升高，无明显色素沉着、发红，无水疱；趾端血供良好。左足背动脉搏动存在。入院时生命体征：体温37.4℃，心率78次/min，血压109/64mmHg。体重指数17.1kg/m²

学习任务和典型的案例	既往"胃恶性肿瘤个人史",于一年前外院行手术治疗,近期未复查。 10月26日查凝血全套+DD:凝血酶原时间16.0s,纤维蛋白原621mg/dL,凝血酶时间22.9s,活化部分凝血活酶时间31.3s,国际标准化比值1.45,D-二聚体1057.0ng/mL,正常凝血酶原时间11.0s,正常活化部分凝血活酶时间29.8s,正常凝血酶时间20.5s。血常规:血红蛋白93g/L。粪常规+隐血:隐血试验+++。高敏肌钙蛋白I 0.0051ng/mL。N端-B型钠尿肽前体1922pg/mL。 10月27日17:40在局部麻醉(局麻)下行"下腔静脉滤器置入+左髂股静脉Angiojet吸栓术+球囊扩张术+溶栓导管置入+下肢静脉造影术",右侧腹股沟穿刺处敷料干燥,穿刺处持续性钝痛存在,压迫器压迫,带回导管一根,固定妥,引流通畅,尿色呈血性,左腘窝溶栓导管一根,固定妥,接0.9%氯化钠50mL+尿激酶针30万单位2mL/h静脉注射(iv-vp)。 10月28日14:00查凝血全套+DD:凝血酶原时间13.9s,纤维蛋白原607mg/dL,凝血酶时间29.3s,活化部分凝血活酶时间34.6s,国际标准化比值1.26,D-二聚体18832.0ng/mL,正常凝血酶原时间11.0s,正常活化部分凝血活酶时间29.8s,正常凝血酶时间20.5s。 17:05心率85次/min,血压85/53mmHg,指氧98%。患者血压低,医嘱予立即静脉滴注万汶注射液500mL,记24h尿量。未排便。查血常规:血红蛋白85g/L,复查粪便常规。 18:15查血常规:血红蛋白75g/L。 18:50心率90次/min,血压70/40mmHg,指氧98%。患者血压低,未诉明显不适,持续补液中,嘱患者勤饮水,医嘱予暂停输注尿激酶针,接0.9%氯化钠50mL 25mL/h iv-vp,1h后复查急诊血常规、凝血全套+DD。 21:03心率83次/min,血压75/47mmHg,指氧98%。查血常规:血红蛋白62g/L,查凝血全套+DD:凝血酶原时间13.7s,纤维蛋白原493mg/dL,凝血酶时间22.4s,活化部分凝血活酶时

续表

间 34.4s,国际标准化比值 1.24,D-二聚体 44938.0ng/mL,正常凝血酶原时间 11.0s,正常活化部分凝血活酶时间 29.8s,正常凝血酶时间 20.5s,患者未诉明显不适,告病危,改禁食。输去白细胞悬浮红细胞 3 单位,0.9% 氯化钠 50mL+生长抑素 3mg 4mL/hiv-vp 每 12h 一次(q12h),0.9% 氯化钠 50mL+多巴胺注射液 200mg 10mL/h iv-vp,继续观察病情变化。

10 月 29 日 13:56 查血红蛋白 98g/L,N 端-B 型钠尿肽前体 5238pg/mL。

10 月 30 日查粪常规+隐血:隐血试验++,查急诊血常规:血红蛋白 110g/L,查凝血全套+DD:凝血酶原时间 12.0s,纤维蛋白原 477mg/dL,凝血酶时间 22.9s,活化部分凝血活酶时间 29.5s,国际标准化比值 1.09,D-二聚体 8044.0ng/mL,正常凝血酶原时间 11.0s,正常活化部分凝血活酶时间 29.8s,正常凝血酶时间 20.5s。

学习任务和典型的案例

10 月 31 日 13:50 在局部麻醉下行"左髂静脉球囊扩张成形+溶栓导管拔除+左髂静脉造影术"。

11 月 1 日查凝血全套+DD:凝血酶原时间 13.5s,纤维蛋白原 546mg/dL,凝血酶时间 26.9s,活化部分凝血活酶时间 35.2s,国际标准化比值 1.22,D-二聚体 961.0ng/mL,纤维蛋白(原)降解产物 9.16μg/mL,正常凝血酶原时间 11.0s,正常活化部分凝血活酶时间 29.8s,正常凝血酶时间 20.5s,查血常规:血红蛋白 102g/L。

任务:

1.该患者发生 DVT 的原因有哪些?

2.患者于 10 月 27 日行溶栓治疗,是否存在禁忌证?

3.凝血功能指标如何反映溶栓效果?该患者溶栓效果如何?

4.10 月 28 日 17:05 该患者发生了什么?

5.此类事件发生的原因有哪些?

6.如何避免此类事件的发生?

带教反思	DVT课程的重难点较多,容易导致时间分配不合理;案例内容较多,实习生短时间内无法完全掌握课程内容。针对以上问题,教学中应用视频、图表等方法方便学生理解,缩短课程时间,案例应尽量精简,充分结合教学重难点进行展开讨论,确保实习生能够全面掌握DVT的护理要点

三、实习生理论考核

血管外科护理实习生考核大纲

1.总则:旨在评估实习生对血管外科相关知识、护理技能、疾病理解及对患者管理能力的掌握程度,客观、公正地评价实习生的实习效果、工作能力、工作态度,特制定本考核大纲。

2.适用范围:血管外科实习生。

3.制定原则:突出目标导向性、全面性、实用性、层次性、公平性与客观性。考核内容应紧密围绕血管外科护理实习的目标和要求,涵盖基础理论、常见疾病及其护理措施、手术前后护理、并发症管理、药物治疗、患者教育及心理护理等方面;侧重于考核实习生理论联系实际的能力包括病例分析、护理计划制订、应急处理能力;区分不同难度层次,既包含基础概念、也涉及案例分析及批判性思维的考察;采用多种题型,考核内容适时更新,纳入最新的研究成果和临床指南。

四、实习生操作考核

血管外科是一门新兴的学科,涉及的技能操作有别于其他科室。为了实习生能熟练掌握相关操作,方便以后能够胜任血管外科护理工作,科室在查阅相关文献的基础上制定了以下操作评分标准,以供实习生练习与考核。血管外科实习生操作评分标准如表2-3、表2-4所示。

表2-3 穿脱弹力袜操作评分标准

科室:_____ 姓名:_____ 得分:_____

项目		程　序	完成	未完成		备注
				未做	错误	
仪态仪表		规范洗手				
		戴口罩				
操作前准备		用物准备(治疗车、弹力袜、软尺、免洗手消毒液)				
		患者准备(抬高患肢10min、洗脚、修剪脚趾及老皮)				
		弹力袜准备(用软尺分别测量患者左右下肢腿围,测量部位为脚踝最细处周径和大腿最粗处周径。腿长测量:膝长型从足跟到膝盖;腿长型从足跟到大腿根部。根据医嘱和腿围、腿长尺寸选择合适型号的弹力袜)★				
操作步骤	准备	核对患者身份				
		解释操作目的、意义,取得患者配合				
		安置患者体位恰当,暴露双下肢,注意保护患者隐私				
		评估患者双下肢皮肤温度、是否肿胀、皮肤色泽等,评估患者有无弹力袜使用禁忌证,发现异常及时告知医生★[1,2]				

续表

| 项目 | | 程　　序 | 完成 | 未完成 | | 备注 |
				未做	错误	
操作步骤	穿弹力袜	洗手				
		一手伸进弹力袜筒内,捏住弹力袜足跟部,另一手把弹力袜筒翻至弹力袜足跟部中间位置,并展顺★				
		两手拇指撑在袜内侧,其余四指抓紧弹力袜,把脚伸进袜内,两手协调把弹力袜拉向踝部,并把弹力袜跟部置于足跟处				
		把袜子从腿部循序往回翻并向上拉				
		穿好后将弹力袜贴身抚平★				
		再次评估患者患肢血运情况				
		宣教弹力袜使用注意事项[3-10]				
		用物处理				
		洗手				
		记录				
	脱弹力袜	核对				
		解释				
		洗手				
		脱弹力袜时,手指协调抓紧弹力袜内外侧,将弹力袜外翻,顺腿脱下				
		评估患者患肢血运情况★				
		安置患者取舒适卧位				
		用物处理				
		洗手				
		记录				

续表

项目	程　序	完成	未完成		备注
			未做	错误	
注意事项	弹力袜的尺寸要选择合适				
	穿脱弹力袜方法正确				
	弹力袜使用注意事项宣教到位				
熟练程度	动作轻巧、稳重、有条不紊				
人文关怀	操作中注意与患者交流,关心患者,确保沟通有效				
结果	未做件数:　　　　　错误件数:				
	未通过加★号件数:				
	点评:				

注:

1.弹力袜使用的适应证:①预防和治疗由于麻醉、手术、卧床等引起的静脉血流瘀滞、下肢血液循环障碍;②轻度静脉曲张、慢性静脉曲张、妊娠期静脉曲张;③静脉炎;④下肢肿胀;⑤大小隐静脉剥脱术后;⑥静脉曲张硬化治疗后;⑦下肢深静脉血栓形成后综合征。

2.弹力袜使用的禁忌证:①疑似或确诊外周静脉疾病;②外周静脉旁路移植术后;③外周神经病变或其他引起感觉障碍的疾病(如脑卒中);④局部皮肤情况异常,使用弹力袜可能会引起损伤,如脆弱的"纸样"皮肤、局部炎症等;⑤对弹力袜材料过敏;⑥心力衰竭;⑦严重的下肢水肿或充血性心力衰竭引起的肺水肿;⑧腿部尺寸和形状不在正常范围内;⑨严重腿部畸形,不适合穿着。

3.建议穿弹力袜期间日夜均穿着(每天至少18h),除非患者活动量增加,DVT发生风险降低。

4.每天检查患者皮肤2~3次,特别是足跟、踝部及袜口处,用温水擦拭双下肢。

5.每班观察患者双下肢皮肤颜色、温度及足背动脉搏动情况。

6.检查弹力袜是否穿着平整、有无下滑或穿着不正确的现象。

7.当患者出血水肿或术后肢体肿胀时,应重新测量腿围,并选择合适患者的弹力袜进行穿着。

8.如果患者下肢出现斑纹、水疱或变色,尤其是足跟或骨隆突部位,或患者感觉不舒适、疼痛,应停止使用弹力袜。

9.如怀疑有动脉疾病,在穿弹力袜前应咨询医生意见;少数患者会出现过敏现象,如出现急性疼痛或皮肤炎症,应立即咨询医生。

10.告知患者弹力袜维护相关事宜:勿干洗,可手洗或机洗,洗涤时用中性洗涤剂,使用温水(40℃左右),勿用力拧干,可用干毛巾吸除多余水分;勿熨烫、烘干,以免降低弹力袜的弹性,于阴凉处晾干,勿置于阳光下或人工热源下晾晒或烘烤;发现破损立即更换。

11.总分100分,分33件考件,其中加★号5件考件每件6分,共计30分,其余28件考件每件2.5分,共计70分。总分低于90分,为不合格。

表2-4　腿围测量考核评分标准

科室:_____ 姓名:_____ 得分:_____

项目	程　　序	完成	未完成		备注
			未做	错误	
自身准备	洗手:六步洗手法				
	戴口罩				
操作前准备	用物准备(推车、软尺、免洗手消毒液)				
操作步骤	核对患者身份				
	解释测量目的、操作流程并取得配合[1,2]				
	安置患者体位:仰卧位,下肢肌肉放松,注意保护隐私				
	用记号笔标记髌骨上缘和髌骨下缘,量取髌骨中点并标记★				
	标记髌骨中点向上15cm和髌骨中点向下10cm				
	皮尺上缘置于髌骨中点向上15cm处,测量肢体周径并标记皮尺下缘,测量时沿标记线平放皮尺,皮尺紧贴皮肤,松紧度以皮肤不产生夹挤皱褶为度,测量周径★				

续表

项目	程　　序	完成	未完成		备注
			未做	错误	
操作步骤	皮尺下缘置于髌骨中点向下10cm处,测量肢体周径并标记皮尺上缘,测量时沿标记线平放皮尺,皮尺紧贴皮肤,松紧度以皮肤不产生夹皱褶为度,测量周径★				
	同样方法测量对侧				
	测量结束后用垫抬高患肢,要求患肢高于心脏水平20~30cm★				
	协助患者取舒适卧位				
	用物处置				
	嘱咐患者勿擦洗标记				
操作步骤	洗手				
	记录测量值				
注意事项	体位安置正确				
	测量时皮尺松紧适宜				
	首次测量需同时测量患肢和健肢周径				
操作熟练程度	动作轻巧、稳重、有条不紊				
人文关怀	操作中注意与患者交流,关心患者[3]				
结果	未做件数:　　　　　错误件数:				
	未通过加★号件数:				
	总点评:				

注:

1.首次测量需同时测量患肢和健肢周径,以作对比观察,便于判断肢体肿胀程度;后续重点关注患肢周径,计算患肢周径差并记录;测量时需同时记录患肢皮肤颜色、温度、足背动脉搏动,并倾听患者主诉。

2.定皮尺、定部位、定时间监测,用油性笔画出皮尺宽度的双线标记,便于固定皮尺摆放位置,严格按照标记位置测量;周径记录精确到毫米;测量时皮尺松紧度适宜,以对皮肤不产生夹挤皱褶为度,不要过松或过紧;发现双下肢周径相差>1cm或同侧同点周径增大1cm时应考虑有临床意义。

3.告知患者平卧位并垫高患肢,有利于肿胀消退。

4.总分100分,分22件考件,其中加★号4件考件每件7分,共计28分,其余18件考件每件4分,共计72分。总分低于90分,为不合格。

参考文献

[1] 中国医师协会介入医师分会,中华医学会放射学分会介入专业委员会,中国静脉介入联盟.下肢深静脉血栓形成介入治疗规范的专家共识(第2版)[J].中华介入放射学杂志,2018,6(4):283-288.

[2] 李燕,陈婷婷,尹媛媛,等.下肢深静脉血栓溶栓治疗中两种气囊压力带辅助应用的对照研究[J].介入放射学杂志,2017,26(11):1042-1045.

[3] 李燕,陈宇辰,郑乃霞,等.下肢深静脉溶栓采用血压计止血带浅静脉血流阻断效果比较[J].护理学杂志,2017,32(12):37-39.

[4] 莫伟,李海燕.外周血管疾病介入护理学[M].北京:人民卫生出版社,2017.

（邵亚芳）

第三章

老年医学科带教手册

本章旨在帮助实习生掌握老年医学科常见疾病的病因、临床表现、诊断方法和治疗原则;学习老年医学科常见操作如心电监护的使用、微泵的使用、引流袋的更换等;理解并掌握患者评估、制订护理计划、监测病情变化等能力;提升与患者、陪护、家属等之间的沟通技巧,以及与医护人员的协作能力;在带教老师的指导下选取典型案例,进行个案分析;定期检查学习进度,鼓励实习生自我反思,提供及时反馈。

一、科室介绍

老年医学科是一支为老年人提供全面合理的治疗、照护与预防保健服务,最大限度地维持或改善患者的功能状态,提高其独立生活能力和生活质量的专业医护团队。老年医学科专注老年健康促进、慢病管理、老年急症综合征及危重症的救治、老年综合评估管理、老年照护及临终关怀、互联网+护理上门护理、医疗保健等工作。

二、实习生带教计划

老年医学科实习生带教计划如表3-1所示。

表3-1　老年医学科实习生带教计划

周次	知识目标		技能目标		素质与思政目标	阶段性任务
	专科护理	基础护理	专科护理	基础护理		
第一周	1. 熟悉本科室病房特色及环境布局；2. 熟悉2个无菌储藏室的布局要求、常用物品放置及物品取用原则	1. 掌握医疗、生活垃圾分类和锐器处理；2. 掌握院感相关基础知识（手卫生时机、正确洗手、各隔离标识及相关措施）；3. 掌握床边快速血糖测量仪的使用	1. 掌握识别患者身份的方法；2. 掌握病房移动互动智能终端设备（PDA）使用流程	1. 掌握患者生命体征的测量及正常值范围；2. 掌握病房晨间护理的流程及病房6S整理要求	1. 具有良好的护士职业道德，尊重患者，努力为患者提供最佳、最适宜的护理服务；2. 忠于职守，工作兢兢业业，认真负责；勤奋学习，刻苦钻研业务，不断自我完善；3. 具有正确的人生观、价值观，自尊、自重、自爱、自强	在电子护理文书中正确记录患者的生命体征

续表

周次	知识目标		技能目标		素质与思政目标	阶段性任务
	专科护理	基础护理	专科护理	基础护理		
第二周	1. 了解本科室患者出入院流程；2. 熟悉出入院患者健康宣教内容	1. 根据患者病情正确评估跌倒、压力性损伤、自理能力、疼痛、营养等；2. 掌握本科室高龄老年患者皮肤护理、生活护理	1. 掌握本科室经口吸痰患者的操作要求及特点；2. 掌握经外周静脉穿刺中心静脉置管(PICC管)、中长导管使用要求敷料更换及注意事项	1. 掌握本科室基础护理:口腔护理、会阴护理,肠内营养护理,膀胱冲洗护理；2. 掌握壁式吸氧、静脉留置针穿刺操作		小讲课
第三周	1. 掌握老年患者常见慢性疾病的临床表现,护理要点、治疗原则及健康宣教；2. 熟悉了解本科室常用静脉及口服药物,掌握	1. 掌握静脉采血、动脉采血的临床要点；2. 在带教老师的指导协助下能完成静脉采血	1. 正确配置青霉素及头孢皮试液；2. 掌握床边心电图的理论知识及操作规范	1. 在带教老师指导协助下正确发放病区口服药；2. 能独立正确完成床边心电图		1. 对前2周的内容进行温故而知新,查漏补缺；2. 组织本科室理论考试；3. 完成本科室实习操作考核

续表

周次	知识目标		技能目标		素质与思政目标	阶段性任务
	专科护理	基础护理	专科护理	基础护理		
	2~3 种药物的作用及副作用					
第四周	掌握本科室高血压患者的临床表现及用药特点	1.了解熟悉本科室氧气雾化吸入药物的选择；2.使用氧气雾化吸入前后的健康宣教	在带教老师的指导和协助下对患者进行血气分析采集，对结果进行分析	正确配置微量泵的液体，掌握皮下、皮内、肌肉注射		1.完成联合科室的教学查房；2.完成实习计划，并放入实习手册

实习过程以教案(如表3-2所示)为基础。

表3-2　老年医学科教案

带教重难点及策略	**重点：** 1.了解实习生选择护理行业的初衷，并使其理解护理工作的辛苦及意义，提升实习生使命感及责任感。 2.掌握高血压、心力衰竭、肺部感染、糖尿病等疾病相关的理论知识及护理要点。 3.掌握本科室常见操作技能，如：静脉留置针留置、静脉采血、动脉采血、氧气雾化吸入、心电图机使用、心电监护使用等。 4.提高实习生与护士、医生、患者、家属、陪护等人员的有效沟通能力，锻炼实习生的胆量，及时有效沟通，避免发生因沟通不良引起的护患纠纷事件。 **处理：** 1.了解实习生的概况，如：职业选择原因、个性、爱好等。与实习生能进行有效、及时的沟通，理解、关爱实习生，尊重实习生的选择，让实习生明白工作本身是磨炼人格、心志，促进我们成长的

续表

带教重难点及策略	人生经历,并最终将提升我们的人生价值。临床中向实习生以现场观摩、讲解、历史资料展示等多形式进行职业教育。 2.要求本科室轮转的实习生做好呼吸系统、循环系统、内分泌系统章节的理论知识复习,临床带教中加强理论知识的现场结合,将理论知识与实际现况相结合。介绍除书本理论以外的治疗及护理新知识,介绍新项目新技术,让实习生学习了解最前沿、最权威的临床知识,不限形式合理利用碎片时间相互探讨临床实践过程中遇到的问题,提高实习生工作责任感,提升临床学习氛围。 3.带教老师可以采用更灵活和个性化的指导方法。了解每个实习生的强项和弱点,并根据他们的特殊需求提供个性化指导,可以让实习生更加有效地掌握所需知识和技能。 4.带教老师应该提供具体而明确的反馈,指出实习生在实践中存在的问题,并给予建议和指导。此外,可以鼓励实习生自我评估,并与带教老师进行反馈交流,以促进双向有效沟通。 **难点:** 提升实习生对临床工作环境的适应性,实习生从学习理论的校园到临床实习环境,需要适应新的工作环境、人际关系及医院工作的三班倒工作制度。 **处理:** 1.科室应做好实习生的服务工作,带教老师须熟悉带教工作,能够及时解答和处理实习生在临床实习中遇到的各种问题,加强与实习生的沟通交流,使实习生能融入一个团结、友善、互助的工作团队。 2.带教老师应做好工作中的榜样,积极、用心地投入工作中,正向影响实习生。带教老师在带教临床技能的同时还应传授实习生正向的人生价值观,以身作则,告知实习生积极的工作态度和工作成果肯定能得到周围人的肯定,从而使他们内心满足而产生自信,获得坚守护理工作的动力,激励他们积极、努力地投入工作,形成一个良性循环

续表

学习任务和典型的案例	**案例**：患者，女，90岁，因"反复胸闷气促1年，加重伴恶心呕吐4d"拟以"肾功能不全，高钾血症，呼吸衰竭，急性心力衰竭"由急诊转入本科室进一步治疗。入院时，患者神志清，精神软，气促明显，咳嗽咳痰存在，咳痰费力，予以负压吸引出少量白色黏痰，血气分析示：动脉二氧化碳分压65.0mmHg，动脉氧分压51mmHg，氧饱和度85.0%，碳酸氢根37.6mmol/L，标准碳酸氢盐33.0mmol/L，总二氧化碳39.6mmol/L。血常规示：血红蛋白93.0g/L，红细胞比容0.30。血大生化示：葡萄糖8.0mmol/L，钠132.0mmol/L，总钙1.06mmol/L。医嘱予以无创呼吸机辅助呼吸，告病重，予以新活素针抗心衰，利尿排钾等对症治疗。患者嘴唇发绀，四肢浮肿明显，带入导尿管一根。 **任务：** 1.这位患者可能发生了什么？ 2.作为实习生你应该做些什么？ 3.该事件发生的原因有哪些？ 4.如何避免此类事件的发生？
带教反思	通过带教老师精讲指点、案例分析、讨论，实习生了解了老年医学科疾病的常见发病原因和临床表现，知道了老年医学科疾病治疗和护理要点，掌握了老年医学科常见药物作用及副作用、常见辅助检查及临床意义

三、实习生理论考核

老年医学科护理实习生考核大纲

1.总则：为全面了解并客观、公正地评价实习生的实习效果、工作能力、工作态度，提高实习生工作积极性，特制定本考核大纲。

2.适用范围：老年医学科实习生。

3.制定原则：使实习生在老年医学科实习期间通过带教

老师的知识传授获得系统性地护理工作知识,在短暂的实习工作中,师生能相互督促完成带教实习任务,并取得良好的实习效果。

四、实习生操作考核

老年医学科在保持呼吸道通畅、静脉输液方面的操作较多,本科室也会运用中医护理适宜技术,中西医结合帮助患者解决临床症状。科室将操作评分标准提供给实习生,让实习生提早做好练习,带教老师会对操作过程中出现的重点和难点给予现场演示和细节讲解,让实习生真正理解操作的含义,使操作流程更加顺畅、自然。操作评分标准如表3-3所示。

表3-3　微泵操作及评分标准

项目		程序	完成	未完成	
				未做	错误
仪态仪表		规范洗手[1]			
		戴口罩[2]			
操作前准备		用物准备及质量检查			
操作步骤	准备	核对患者身份,使用PDA扫描核对并记录开始用药时间[3,4]★			
		解释:应用微泵的原因[5]			
		询问过敏史			
		询问大小便情况			
		取舒适体位			
		置微泵于床旁桌上或固定于床栏上			
		插上电源			
		打开电源开关			
		戴手套			

项目		程序	完成	未完成	
				未做	错误
操作步骤	过程	将注射器与延长管连接排气至延长管乳头[6]			
		置注射器于微泵卡挡内			
		确认注射器已正确固定★			
		设置输液速度			
		使用"快速"键再次排气至滴液[7]			
		再次核对患者信息			
		与患者输液端连接			
		按"开始"键,开始推注药液			
		安置患者,整理床单位			
		提醒患者注意使用安全[8]			
		脱手套			
		规范洗手			
		微泵推注过程中,注意观察输注情况[9]			
		掌握常规报警的处理[10]			
	停用	药液输注完毕后按"停止"键,关机			
		戴手套			
		脱开乳头端连接输液,必要时拔针			
		安置患者,整理床单位			
		整理用物			
		脱手套、规范洗手			
		PDA扫描记录停止时间			
操作熟练程度		动作熟练、轻巧、稳重、有条不紊			
注意事项		使用指腹按键			
		当需要调整各项数据时,应先按"暂停"键[11]			

续表

项目	程序	完成	未完成	
			未做	错误
人文关怀	仪表端庄,操作中注意与患者交流,关心患者			
	延长管如连续使用24h须重新更换			

注:

1.未洗手或六步洗手法不规范、顺序凌乱均为错误。

2.未戴口罩扣2.5分,佩戴口罩不规范酌情扣分。

3.遵循三查八对原则,按医嘱准备药液。检查一次性物品质量,准备微泵延长管、注射盘、无菌盘(无菌盘内放置抽好药液的针筒)、垃圾桶。一样物品未准备或准备错误扣1分,最多扣2.5分。

4.核对患者须采取询问姓名、出生年月日2种方法,并用PDA扫描患者腕带,未核对或仅使用1种方法均为错误。

5.应用微泵的原因:控制药液输入浓度、时间和输入总量。未解释为错误,解释不合理酌情扣分,最多扣2.5分。

6.注射器圈边未插入微泵的圈边固定槽中,注射器未严密贴合于微泵上,注射器乳头未紧靠微泵仪器,微泵拉钩下方按钮未处于完全弹出状态,微泵上"注射器"下方图案有闪烁报警。其中一项未检查或错误扣1分,以此类推,最多扣5分。

7."快速"键正确使用:应先按"暂停"键,再连续按2次"快速"键,第2次按住不放;或同时按"快速"及"总量"键(在"启动"状态下)。错误酌情扣分。

8.微泵使用安全包括:勿随意移动仪器,勿随意触碰按键,如遇报警及时呼叫护士。未说明为错误,说明不合理酌情扣分,最多扣2.5分。

9.观察内容包括:输液是否通畅,输液处有无外渗、红肿及疼痛,微泵是否正常运作。以提问形式考核,回答不全酌情扣分。

10.微泵常见报警包括堵塞报警、电池欠压报警、注射完毕报警、遗忘操作报警、注射器推杆安装错误报警。以提问形式抽考1项,包括报警形式及处理方法。

11.未使用指腹按键扣2.5分,调整数据时未先按"暂停"键扣2.5分。

12.微泵考试总分100分,分38件考件,其中加★号考件5分,其余项为2.5分,加★考件未做扣5分,错误扣3分;其他考件未做扣2.5分,错误酌情扣分。总分低于90分,为不合格。

参考文献

[1] 刘宇健,郑开福,唐希阳,等. 气管支气管软化症的治疗与进展[J]. 中华胸部外科电子杂志,2020,7(3):186–190.

[2] 郭倩. 气管支气管软化症的转归及在儿童持续喘息中的研究[D]. 重庆:重庆医科大学,2022.

[3] 李雪莲,余薇,周鹏程. 慢性阻塞性肺疾病相关性气管支气管软化症模型建立及评价[J]. 中国老年学杂志,2023,43(24):5971–5978.

(叶森森)

第四章

甲状腺外科实习生带教手册

本章旨在帮助实习生熟悉甲状腺外科常见的病因、病理分型、临床表现、辅助检查和手术方式,掌握甲状腺围手术期的相关护理及健康宣教,术后常见并发症的预防与处理等;理解并应用患者评估、制订护理计划、监测病情变化的能力;提升与患者及其家属沟通的技巧,以及团队的协作能力;选取典型病例进行个案分析,定期进行学习进度评估,鼓励实习生自我反思,提供及时反馈。

一、科室介绍

宁波市第二医院甲状腺外科中心是省内首家设科的甲状腺专科。中心常规开展晚期甲状腺癌根治术,并将低位小切口、皮内美容缝合、胸乳入路腔镜、经口腔镜、经腋腔镜等技术应用于手术,是宁波市内开展甲状腺腔镜手术最早、术式最广、数量最多的甲状腺专科。

二、实习生带教计划

甲状腺外科实习生带教计划如表4-1所示。

表4-1　甲状腺外科实习生带教计划

周次	知识目标		技能目标		素质与思政目标	阶段性任务
	专科护理	基础护理	专科护理	基础护理		
第一周	1.熟悉本科室环境布局及物品放置，工作流程、各班的职责；2.知晓本科室常见的疾病：结节性甲状腺肿、甲状腺癌	1.掌握患者身份核对制度、手卫生、消毒隔离制度及感染控制措施；2.熟悉消防知识	能在带教老师的指导下进行患者的入院接待和宣教	1.掌握以下仪器使用：耳温计、电子血压计、血糖仪；2.掌握各种患者床单位的更换和麻醉床的铺法	素质目标：具有尊重患者、爱护患者的意识；良好的敬业精神和伦理道德行为。思政目标：1.树立热爱专业、坚持不懈、勇于奉献的精神；2.培养与患者及其家属进行有效沟通的能力；3.培养整体护理意识	小讲课

续表

周次	知识目标		技能目标		素质与思政目标	阶段性任务
	专科护理	基础护理	专科护理	基础护理		
第二周	掌握甲状腺外科专科药物优甲乐及补钙药物的作用及注意事项	掌握住院患者出院流程及宣教	1.在带教老师的指导下进行各项检查单的宣教；2.在带教老师的指导下进行术前健康宣教	1.掌握以下操作项目：静脉输液、鼻导管吸氧、雾化吸入；2.掌握以下仪器的使用：心电监护仪、微量注射泵、心电图机		小讲课
第三周	1.熟悉输液反应的表现及处理流程；2.在带教老师的指导下进行术后患者的接待和宣教	熟悉长期医嘱、临时医嘱，在带教老师的指导下正确执行各类医嘱	1.掌握青霉素药物皮试液配置及皮试注意事项；2.掌握以下操作项目：肌注、皮下注射、静脉采血、各类标本的采集	掌握以下操作项目及护理：胃肠减压，留置导尿		1.实习生与带教老师工作互评；2.理论考试；3.实习鉴定书写；4.完成操作考试

周次	知识目标		技能目标		素质与思政目标	阶段性任务
	专科护理	基础护理	专科护理	基础护理		
第四周	掌握各类饮食宣教	知晓甲状腺疾病的临床表现,掌握其并发症及护理要点	能在带教老师的指导下进行血气分析的采集	根据实习生实习大纲查漏补缺		1.教学查房;2.完成实习计划,并放入实习手册

甲状腺外科教案如表4-2所示。

表4-2 甲状腺外科教案

带教重难点及策略	**重点:** 1.掌握甲状腺肿瘤手术的适应证及禁忌证。 2.掌握甲状腺乳头状癌、甲状腺髓样癌、甲状腺滤泡癌和甲状腺未分化癌的相关分型及护理要点。 3.掌握本科室正在开展的甲状腺手术方式及新技术。 4.掌握甲状腺术后出血急救处理。 5.掌握甲状腺外科常见操作技能,如:雾化吸入、鼻导管吸氧、电动吸引器使用、气切护理等。 **处理:** 1.要求实习生做好甲状腺相关章节的理论知识复习,巩固加强基础护理知识和操作,利用课外读物、网络、文献知识库等对校内习得的知识进行补充、扩展和更新。在临床带教中随时进行现场提问和指导,指导实习生学习临床新理论新知识,不限形式地合理利用碎片时间探讨临床实践过程中遇到的问题,提高实习生工作责任感,提升临床学习氛围。 2.临床带教老师进行全程一对一、手把手带教,保证实习生能在带教老师指导下实施各项护理操作。 3.甲状腺术后出血为甲状腺外科术后常见的并发症,若观察处理不及时,极易导致患者进行二次手术,严重时甚至会导致患者

续表

带教重难点及策略	窒息,所有入科的实习生都应在带教老师的指导下进行急救流程的反复考核。 **难点:** 提升实习生对护理工作的主动性和探索性。 **处理:** 1.工作中建立师生关系,生活中建立朋友关系,这种良好的关系建立在临床带教老师有丰富的理论知识、临床经验、教学经验及教学意识的基础上。带教老师需要不断提高自己的沟通能力,以建立与实习生之间的和谐关系。 2.带教老师要善于主动了解实习生的性格和特长,在临床带教实际操作中,要给予诚恳的评价、认可和鼓励,使实习生把这种鼓励变为动力,从而增加他们对工作的兴趣。 3.带教老师应根据本科室制订的实习带教计划,传授丰富的理论及操作知识,进行典型案例的分享和情境重现,多给实习生动手动脑的机会,启发实习生大胆思考和探索,如此一来,当实习生顺利完成任务后会有很强的价值感,更能激发实习生工作的积极性
学习任务和典型的案例	**案例:**患者,女,46岁,发现甲状腺结节1月余,本院复查颈部B超示:双侧甲状腺结节,穿刺提示甲状腺乳头状癌,建议手术。本科室拟以"双侧甲状腺肿瘤"收入院。检:双侧颈部对称,双侧甲状腺未及肿块。入院生命体征平稳,无既往史、手术史、过敏史。完善术前检查后在全麻下行"双侧甲状腺癌根治术+左颈4区淋巴结活检术",术后诊断:双侧甲状腺乳头状癌(cT1NXM0)。术后全麻清醒,带回颈部引流管两根接负压,吸出血性液体10mL,颈部切口敷料干燥,切口针刺样疼痛,NRS评分2分,颈部无肿胀,吞咽发音功能良好。术后主诉恶心,呕吐2次,为胃内容物,诉咳痰困难。 **任务:** 1.甲状腺术后常见的并发症有哪些? 2.甲状腺术后观察的要点有哪些?

	3.甲状腺术后恶心的原因是什么？ 4.如何协助患者进行咳痰？
带教 反思	通过带教老师精讲指点、案例分析、讨论，实习生熟悉了甲状腺手术的常见并发症及处理流程，掌握了甲状腺术前及术后功能锻炼宣教重点及甲亢危象的急救流程，了解了甲状腺微创手术的优势

三、实习生理论考核

甲状腺外科护理实习生考核大纲

1.总则: 为全面了解并客观、公正地评价实习生的实习效果、工作能力、工作态度，提高实习生工作积极性，特制定本考核大纲。

2.适用范围: 甲状腺外科实习生。

3.制定原则: 实习生在甲状腺外科实习期间通过带教老师的知识传授能获得系统性的护理工作知识，在短暂的实习工作中，师生能相互督促完成带教实习任务，并取得良好的实习效果。

四、实习生操作考核

　　甲状腺外科术后如遇颈部出血急救，则床旁快速组装吸引器、协助医生吸引非常重要，需要每个入科实习生熟练掌握；甲状腺术后患者普遍存在咳痰困难，经口腔吸痰和氧气雾化吸入操作较多，因此以上2类操作考核可供实习生选择。科室将操作评分标准（如表4-3、表4-4所示）提供给实习生，让实习生提早做好练习。带教老师对操作过程中会出现的重点和难点给予现场演示和细节讲解,让实习生真正理解操作的含义,使操作流程更加顺畅、自然。

表4-3 经口腔吸痰考核及评分标准

科室:_____ 姓名:_____ 得分:_____

项目		程序	完成	未完成	
				未做	错误
仪态仪表		规范洗手			
		戴口罩			
操作前准备		用物准备(齐全、有效期内)			
		患者准备(无假牙,口腔黏膜完整)			
操作步骤	准备	核对			
		解释			
		评估患者呼吸道情况			
		病情允许下叩肺			
	过程	安置患者体位恰当			
		必要时给予患者高浓度吸氧			
		连接电源及各管路,开动吸引器,调试压力			
		打开治疗碗方法正确			
		倾倒生理盐水[1]			
		打开吸痰管外包装,暴露末端			
		戴无菌手套,一手保持无菌,取出吸痰管★			
		吸痰管连接负压吸引器,并调节压力[2]			
		试吸			
		阻断负压,将吸痰管插入口腔—咽喉部—气管			
		间歇式旋转吸引,每次不超过15s[3]★			
		抽吸生理盐水冲洗吸痰管			
		分离吸痰管连同手套,弃于医用垃圾桶内			
		关闭吸引器,将连接管放置妥当			
		擦净患者面部,安置舒适体位			

续表

项目		程序	完成	未完成	
				未做	错误
操作步骤	过程	再次评估患者呼吸道情况,调整氧流量[4]			
		用物处理[5]			
		洗手			
		记录			
注意事项		吸痰方法正确,保持无菌原则			
		负压大小调节合适			
		严密观察患者意识、血氧饱和度、生命体征等			
熟练程度		动作轻巧、稳重、有条不紊			
人文关怀		操作中注意与患者交流,关心患者,确保沟通有效			
结果		未做件数:　　　错误件数:　　　未通过加★号件数:			
点评:					

注:

1.倾倒生理盐水未冲洗瓶口为错误,应瓶签向掌心,冲洗瓶口,从原处倒出,注明开瓶日期和时间。

2.调节负压吸引器压力100~120mmHg,最大不超过200mmHg。

3.吸痰时间不宜超过15s,如患者痰液较多,需再次吸引,患者吸氧3~5min,必要时应给予高流量吸氧或根据病情适当延长吸氧时间后再次吸引。

4.吸痰过程中密切监测患者心率、血压、呼吸及氧饱和度等情况,如患者出现缺氧的症状,如发绀、心率下降等时,应立即停止吸痰。

5.吸痰管、治疗碗每次更换,其余吸痰用物每日更换一次,储液瓶内吸出液应及时倾倒,不得超过2/3。

6.口腔内吸痰考试总分100分,分32件考件,其中加★号2件考件每件5分,共计10分,其余30件考件每件3分,共计90分。总分低于90分,为不合格。

表4-4 氧气雾化吸入操作考核评分标准

科室:_____ 姓名:_____ 得分:_____

项目	程序	完成	未完成	
			未做	错误
自身准备	洗手:六步洗手法			
	戴口罩			
操作前准备	用物准备及质量检查			
	患者准备:确认身份			
	向患者或家属解释治疗目的及配合内容			
	环境准备:清洁、安全、无火源			
操作步骤	评估患者呼吸音[1]			
	教患者深呼吸和有效咳嗽咳痰方法[2]★			
	安置患者体位:取合适的半坐卧位或坐位			
	确认关闭氧气表开关后将氧气表插入壁式吸氧孔			
	安装"圣诞树"及雾化器连接管			
	放入雾化药物			
	氧流量调至6~8L/min★			
	将吸嘴放入口中,紧闭嘴唇吸气,用鼻呼气★			
	观察[3]★			
	治疗毕,关氧气流量开关			
操作步骤	安置患者,协助漱口,擦净鼻面部,取舒适体位			
	再次评估			
	整理床单位			
	卸氧气表			
	用物处置			
	洗手:六步洗手法			

续表

项目	程　　序	完成	未完成	
			未做	错误
注意事项	雾化器拿取及使用时避免药液倾倒			
	禁止在雾化吸入边吸烟或燃明火			
	雾化吸入前半小时尽量不进食,避免雾化吸入过程中气雾刺激,引起呕吐			
	漱口时需要将咽喉部漱干净			
操作熟练程度	动作轻巧、稳重、有条不紊			
人文关怀	操作中注意与患者交流,关心患者			
结果	未做件数:　　错误件数:　　未通过加★号件数:			
点评				

注:

1.听诊两肺呼吸音。一般是由肺尖开始,从上而下,从内而外,两侧对比。支气管呼吸音听诊部位:喉、胸骨上窝、背部第6,7颈椎及第1,2胸椎附近。

2.深呼吸运动是鼓励患者经鼻腔深吸气以达到肺部最大程度地再膨胀,并与空气湿化,再经缩拢的两唇间呼出的过程。

3.雾化吸入方法是否正确,有无剧烈刺激性咳嗽,有无呼吸困难,有无支气管痉挛,必要时减少雾量或停止雾化吸入。

4.雾化吸入操作考试总分100分,共28件考件,其中加★考件每件4分,共16分,其余项共84分。加★未做扣4分;其他考件未做扣3.5分,错误均酌情扣分。总分低于90分,为不合格。

参考文献

[1]　郭晓莉,杨琴,李新文.临床护士领悟社会支持及其影响因素研究[J].护理管理杂志,2020,20(6):449-452.

[2]　杨建婷,祝学梅,王雪,等.护理实习生职业认同感、职业应对自我效能与压力源的相关性分析[J].齐鲁护理杂

志,2022,28(12):88-91.

[3] 黄求进,赵晓琳,谭媛媛,等.护理实习生压力源调查及影响因素分析[J].中华现代护理杂志,2022,28(30):4276-4280.

（朱燕燕）

第五章

重症医学科实习生带教手册

本章旨在帮助实习生掌握重症医学科常见疾病的病因、临床表现、诊断方法及治疗原则;学习重症监护室基本操作,如经人工气道吸痰、除颤仪的使用、呼吸机管路连接及基本参数设置等;学会评估患者病情并能根据不同的病情制订相应的护理计划;提高观察病情能力、抢救能力及团队协作能力;在带教老师的指导下选取典型病例,进行讨论分析;定期进行实习进度跟踪评估,保证实习效果。

一、科室介绍

重症医学科(ICU)主要收治随时需要抢救的各类急、危、重症患者,如各种原因引起的休克、呼吸心搏骤停、呼吸功能衰竭、严重创伤、多器官功能不全、各种重症感染、严重水电解质酸碱失衡、各种复杂大型手术后等患者。

二、实习生带教计划

重症医学科实习生带教计划如表5-1所示。

表5-1 重症医学科实习生带教计划

周次	知识目标		技能目标		素质与思政目标	阶段性任务
	专科护理	基础护理	专科护理	基础护理		
第一周	1.熟悉重症医学科环境、布局及物品放置、工作流程、各班职责;2.掌握重症医学科消毒隔离制度及感染控制措施	1.掌握重症医学科各项基础护理;2.掌握约束工具的使用方法	在带教老师的指导下知道约束工具的使用时机、方法及观察要点	1.掌握危重患者床单位的更换;2.掌握以下仪器使用:心电监护仪、微量注射泵	明确护理职业的使命,以高度的责任心和使命感为患者服务,为患者提供安全、有效、舒适的护理环境	掌握重症患者的常规护理记录
第二周	1.熟悉重症医学科患者收入和转出程序及转运流程;2.掌握危重患者的各种卧位并协助其翻身	掌握鼻饲泵使用方法及鼻饲护理要点	掌握动脉置管内血气分析标本采集及注意事项	掌握鼻饲技术	注重保护患者隐私,形成尊重患者、理解患者的理念,形成良好的护患关系	掌握危重患者入科及转科流程
第三周	1.熟悉人工气道的护理及氧疗技术	掌握胸部物理治疗方法及注意事项	1.掌握常用抢救药物的作用、剂型、用法、不良反应等	掌握以下操作项目:吸痰、雾化	养成"救死扶伤"的观念,培养良好的沟通能力,提升专业能力	1.师生互评;2.完成理论及操作考核

续表

周次	知识目标		技能目标		素质与思政目标	阶段性任务
	专科护理	基础护理	专科护理	基础护理		
第三周	2.熟悉重症医学科常见危重症的病情观察及护理		2.掌握AED、呼吸球囊等使用方法			
第四周	1.熟悉危重患者ISBAR交班流程；2.掌握预防压力性损伤的诊疗和护理措施	熟悉呼吸心搏骤停患者的抢救配合	1.掌握重症医学科常见导管的护理；2.掌握以下仪器使用：呼吸机、气压泵	掌握以下操作项目：外周动脉血气分析标本采集、输血	形成"生命至上"的观念，培养团队合作精神	完成教学查房

重症医学科教案如表5-2所示。

表5-2　重症医学科教案

带教重难点及策略	重点： 1.知晓为什么要进行护理工作，理解ICU护理工作的意义。 2.掌握重症肺炎、慢性阻塞性肺疾病急性发作（AECOPD）、呼吸衰竭、急性呼吸窘迫综合征（ARDS）、重症胰腺炎、颅脑外伤术后、心脏术后、多脏器功能衰竭（MODS）、休克等相关的理论知识及护理要点。 3.掌握重症医学科常见操作技能，如：有创动脉置管及监测、血气分析标本采集及血气分析结果解读、心电监护仪及微量泵的使用、吸痰操作、呼吸机使用、除颤仪使用等。 4.提高临床沟通能力，避免发生因沟通不良引起的医护、护患纠纷事件

续表

带教重难点及策略	处理： 1.了解实习生的概况,如职业选择原因、个性、爱好等,与实习生能进行有效、及时的沟通,理解、关爱实习生,尊重实习生的选择,让实习生明白护理工作本身是具有挑战性的,它能磨炼人格和心志,使人成长,并最终提升我们的人生价值。ICU的工作不仅具有挑战性,而且十分有意义。在ICU我们需要全力以赴,与时间赛跑、与死神搏斗。当看到生命垂危的患者在你的努力下、在一次次与死神的较量中胜利的时候,当你看到你护理的患者在你的精心护理一天天好转的时候,你会感到一切的付出都是有意义的。我们要秉承"救死扶伤"的初心,全心全意地为患者服务。带教老师可以通过视频、真实案例等讲解,让实习生坚定成为一名合格且优秀的ICU护理人的决心。 2.根据ICU常遇到的病情种类,让实习生做好相关护理理论知识的复习,并布置相应的作业,使他们能有目的地去复习。提前告知实习生其可能护理的患者的基本病情,让实习生提前进行学习,在临床工作中强化学习内容,做到理论和实际有机结合。带教老师在带教过程中,可以不限形式设置一定的考核项目。对于实习生完成度较好的部分及时给予肯定,对于完成欠缺的部分给予补充。在操作中,带教老师必须做到放手不放眼。除此之外,带教老师还需指导实习生学习临床相关的新知识新技能,以拓宽实习生的眼界。在带教过程中,要以表扬为主,尽量减少批评,激发实习生的自信心和主动学习的动力。 3.实行一对一带教,一名实习生跟随一位固定的带教老师。带教老师在带教过程中分三步指导学生完成每一项操作。第一步:示范。带教老师根据标准操作规程为实习生示范,边示范边讲解,对于重点、难点部分要着重讲、反复讲。第二步:带教老师指导实习生完成操作,强调正规的操作步骤。第三步:带教老师看实习生操作,指出实习生完成不到位的地方并让实习生按正确的方式进行操作。 4.医院是社会生活的缩影,人与人之间的沟通是必不可少的。良好的沟通可以促进人与人之间的信任,有利于工作的顺利进

带教重难点及策略	行不良的沟通方式可能是矛盾的导火索,激化矛盾。带教老师在带教过程中,除了要教实习生学习专业知识外,还要教会他们如何与人沟通。可以通过观看沟通相关视频、案例的对比等来引起实习生对良性沟通的重视。 **难点:** 提升实习生对护理工作的热情。 **处理:** 1.科室应做好实习生的服务工作,熟悉实习带教工作,能够及时解答和处理实习生在临床实习中遇到的各种问题,加强与实习生的沟通交流,使实习生能融入一个团结、友善、互助的工作团队中。 2.带教老师应做好工作中的榜样,积极、用心地投入工作中,正向影响实习生。带教老师在带教临床技能的同时还应传授实习生正向的人生价值观,以身作则,告知实习生积极的工作态度和工作成果肯定能得到周围人的肯定,从而使他们内心满足而产生自信,获得坚守护理工作的动力,激励他们积极、努力地投入工作,形成一个良性循环
学习任务和典型的案例	**案例:**患者,男,25岁,因"咳嗽咳痰咯血6d余,加重伴少尿4d"入院。急诊CT示:两肺多发重度感染。急查血气分析示:PaO_2 41mmhg。为进一步治疗收治入院。入院时,患者丙泊酚镇静中,躁动—镇静评分(RASS)−3分,带入经口气管插管1根,距门齿深23cm,予接呼吸机辅助呼吸,氧浓度为100%。复查血气分析示:pH 7.36,$PaCO_2$ 48mmhg,PaO_2 59mmhg,体温35.9℃,心率135次/min,脉搏92/49mmhg,SPO_2 87%,听诊双肺呼吸音为湿啰音,行纤维支气管镜检查,见气道黏膜中度水肿,吸出中等量白稀痰。 **任务:** 1.这位患者可能发生了什么? 2.作为实习生你应该做些什么? 3.针对这类患者需要重点观察哪些内容?

续表

带教反思	带教老师对ICU常见疾病病因、临床表现、护理要点系统全面地讲解,使实习生对危重患者的治疗和护理重点有更加深刻的认识,为更好地护理患者打下扎实的基础

三、实习生理论考核

重症医学科护理实习生考核大纲

1.总则:为全面了解并客观、公正地评价实习生的实习效果、工作能力、工作态度,提高实习生工作积极性,特制定本考核大纲。

2.适用范围:重症医学科实习生。

3.制定原则:使实习生在重症医学科实习期间通过带教老师的知识传授能获得系统性的护理工作知识,在短暂的实习工作中,师生能相互督促完成带教实习任务,并取得良好的实习效果。

四、实习生操作考核

重症医学科在危重患者抢救及保持气道通畅方面的操作相对较多,因此对抢救仪器的使用及保持气道通畅技术的要求比较严格。科室将操作评分标准提供给实习生,让实习生提早熟悉并做好练习,带教老师对操作过程中会出现的重点和难点给予现场演示和细节讲解,让实习生真正理解操作的含义,使操作流程更加顺畅、自然。操作评分标准如表5-3、表5-4、表5-5所示。

表5-3　人工气道吸痰操作程序及评分标准

科室：_____　姓名：_____　得分：_____

项目	程序	分值	实扣	扣分理由
素质要求	仪表端庄	3		
	语言温和	3		
	规范洗手(六步洗手法)	3		
	戴口罩	3		
用物准备及质量检查	听诊器、氧气、流量表、呼吸球囊、氧气连接管、无菌手套、一次性治疗碗、生理盐水、痰液稀释液、一次性吸痰管(外径不超过气管导管内径的1/2,比气管导管长4～5cm)、负压吸引装置	10(少1件扣1分)		
评估	判断是否需要吸痰、描述痰多征象：直接观察到气管导管内有分泌物、肺部听诊可闻及痰鸣音、气道高压报警、低潮气量报警、氧饱和度下降、呼吸频率过快	5		
安置体位	1)向患者(清醒)或家属(患者昏迷)解释并取得合作	5		
	2)安置患者于合适体位	3		
叩肺	病情许可下叩肺	5		
吸痰前准备	1)按呼吸机纯氧键吸入1～2min或用呼吸球囊加压给纯氧呼吸10～15次(或根据患者病情延长时间)	2		
	2)开动吸引器,调试压力,证实压力正常	2		
	3)将生理盐水倒入一次性治疗碗内,取下人工鼻,将其放于床旁	2		
	4)打开吸痰管外包装,暴露末端	2		
	5)戴上手套,一手保持无菌,取出吸痰管	2		

续表

项目	程序	分值	实扣	扣分理由
吸痰前准备	6)将吸痰管的连接头与负压吸引管相连,将压力调节至100～120mmHg,最大不超过200mmHg	3		
	7)试吸	2		
吸痰操作	1)将吸痰管轻柔地插入气管导管内(不要在负压的状态下进行)	2		
	2)确定吸痰管插入的深度(符合一项即可): 吸痰管深度接近气管导管的长度; 患者出现咳嗽反射; 气管导管通畅的情况下,吸引管已经无法再深入; 有肺叶切除的患者可参考外科医生的建议。	5		
	3)作间歇性吸引:用食指和拇指旋转吸痰管,边吸边提,在痰多处停留以提高吸痰效率,切忌将吸痰管上下提插,吸引时间不宜超过15s。患者出现氧饱和度下降或呼吸困难时,立即停止吸引			
	4)若痰没吸完,按呼吸机纯氧键吸入1～2min或用呼吸球囊加压给纯氧呼吸10～15次(或根据患者病情延长时间)后,再行吸引	4		
	5)吸痰管取出后,抽吸生理盐水,冲洗管内痰液,以免阻塞	3		
注意事项	严格执行无菌操作,严禁在口腔或鼻腔内吸引后又行气管内吸引。吸痰过程中密切监测患者心率、血压、呼吸及氧饱和度等,避免缺氧	5		

续表

项目	程序	分值	实扣	扣分理由
吸痰结束后处置	1)立即按呼吸机纯氧键吸入 1～2min 或用呼吸球囊加压给纯氧呼吸 10～15 次(或根据患者病情延长时间),再将患者气管导管与给氧装置连接	3		
	2)关闭吸引器,分离吸痰管,将套反转脱去并包住用过的吸痰管,手套及吸痰管按一次性物品处理	3		
	注意:再次吸痰管、治疗碗更换,其余吸痰用物每日更换 1 次,贮液瓶内加消毒液,吸出液应及时倾倒(不应超过瓶的2/3)	2		
再次评估	呼吸、氧饱和度、痰鸣音、气道内压力、潮气量等,与吸痰前比较	5		
安置患者		5		
记录	吸痰前后呼吸音改变及分泌物清除状况和呼吸形态变化、患者反应	5		
合计		100		

表5-4　除颤仪的使用标准

科室:_____　姓名:_____　得分:_____

项目	程序	分值	实扣	扣分理由
用物准备	除颤仪、抢救车、导电糊	3		
评估和观察要点	评估患者意识:是否突发意识丧失、抽搐、发绀、大动脉搏动消失	5		
	呼叫寻求帮助,记录抢救时间,除颤仪到达之前应先行单人CPR	5		
	安置体位:放下床栏,去枕仰卧位	5		

续表

项目	程序	分值	实扣	扣分理由
操作步骤	确定心律:1.室颤;2.无脉搏室速	10		
	开除颤仪:选择 Paddle 导联,以便快速查看心律(ZOLL 除颤仪打开能量按钮至"监护"开启除颤仪)	5		
	确认为非同步方式	10		
	涂导电糊:将导电糊均匀涂在电极板上(或用生理盐水纱布放在患者胸前除颤部位)。若遇小儿除颤,可去除成人电极板,使用小儿电极板[1]	5		
	选择合适能量:1.成人:单向波360J;双向波方形去极波150~200J,直线波120J,如果不能确定者选 200J(ZOLL 除颤仪能量选择150J);2.儿童:首次2J/kg,后续能量4J/kg	10		
	充电:按充电按钮,除颤仪自动充电至显示屏显示所选的能量	3		
	放置电极板:将胸骨电极板放在患者右锁骨下方,将心尖电极板放在与左乳头齐平的左胸下外侧部(ZOLL 除颤仪将 STERNUM 电极放置于患者右锁骨中线第二肋间,将 APEX 电极放置于左腋中线与第五肋间)[2,3,4]	10		
	清场:确认没有人接触床边及患者	5		
	放电:电极板紧贴皮肤,电极板上的指示器显示绿色,双手同时按压放电按钮除颤	5		
	紧接着继续CPR个循环	5		
	评估节律:按需决定是否需要再次除颤	5		
素质要求	仪表端庄、动作轻巧、有条不紊	3		
	操作熟练、体现急救意识及人文关怀	3		
	操作者熟知除颤仪使用注意事项	3		

注：

1.导电糊不应涂在两电极板之间的胸壁上,以免除颤无效。

2.胸部有植入性装置时,电极板应该放在距该装置10cm外的位置;有医疗器械时,应远离医疗器械至少2.5cm。

3.切忌将电极板直接放在治疗性贴片、监护仪贴片、导联线的上面,监护电极应避开除颤部位,去除患者身上所有金属物。

4.暴露患者胸壁,并保持干燥清洁,若患者大量出汗,则在除颤前迅速将患者胸部擦干。

表5-5　呼吸机管路连接及基本参数设置

科室:＿＿＿＿　姓名:＿＿＿＿　得分:＿＿＿＿

项目	程序		完成	未完成	
				未做	错误
自身准备	规范洗手、戴口罩				
操作前准备	用物准备				
	连接管路★				
	按不同型号呼吸机的对话框完成自检				
	往湿化罐内注入蒸馏水,不超过水位线,连接模拟肺★				
操作步骤	上机	推机器至患者床旁,核对患者信息★			
		正确连接各中心气源、连接电源			
		打开压缩空气泵,打开机器主开关			
		打开湿化罐,调节温度★			
		设置患者类型:成人、幼儿、婴幼儿			
		评估患者体重:为患者的理想体重			
		评估患者是否有自主呼吸			
		选择相应的模式进行辅助通气			
		设定参数			
		连接患者,根据患者实际测得的数据,设置报警范围			

续表

项目		程序	完成	未完成	
				未做	错误
操作步骤	上机	查看窒息通气模式是否开启			
		整理床单位及用物			
		调整呼吸机管路并安装在万向支架上			
		向患者家属做好宣教工作			
		记录上机的原因、呼吸机模式、重要参数			
	撤机	洗手、戴口罩、戴手套			
		呼吸机与插管脱开			
		机器处于待机状态下关机,先关主机开关再关压缩空气泵开关			
		用物整理			
		机器、管路进行终末消毒			
		记录			
注意事项		呼吸机使用有效指征:呼吸平稳、氧合好转;血压及心率波动稳定;血气分析值好转中,未进一步恶化			
		气道压过高、潮气量过低、分钟通气量过高报警处理、窒息通气★			
操作熟练程度		动作轻巧、稳重、有条不紊			
人文关怀		操作中注意与患者交流,关心患者			

注:

中心供氧呼吸机操作考试总分100分,共30件考件,其中加★考件5分,其余项3分;总分低于80分,为不合格。

参考文献

[1] 罗倩,明政,王安素,等. 吉布斯反思循环在ICU护理本科
实习生临床教学中的应用[J]. 中华护理教育,2023,20
(9):1070–1076.

[2] 梅金艳,李夏,徐瑶瑶,等. 以病例为基础的教学联合情景
模拟在ICU护理带教中的应用[J]. 中国高等医学教育,
2023,(10):95,129.

[3] 宿艳琴,李红飒,毛灵瑞,等. 积极心理学视角下ICU实习
生带教的探索[J]. 中国实用神经疾病杂志,2015,18(24):
142–143.

[4] 卢昌碧. 提高综合性ICU护理实习生带教质量方法探讨
[J]. 护理实践与研究,2012,9(10):98–100.

（杨剑春）

第六章

内分泌代谢科实习生带教手册

本章旨在帮助实习生掌握内分泌代谢科常见疾病的原因、临床表现、诊断方法和治疗原则;学习内分泌代谢科基本操作(如监测血糖、注射胰岛素、使用静脉微泵等);理解并应用患者评估、制订护理计划、监测病情变化的能力;提升与患者及其家属的沟通技巧,以及与其他医疗团队成员的协作能力;在带教老师指导下选取典型病例,进行个案分析;定期进行学习进度评估,鼓励实习生自我反思,提供及时反馈。

一、科室介绍

内分泌代谢科主要收治糖尿病、甲状腺功能亢进或减退、肾上腺疾病、各种原因引起的垂体病变、性腺发育异常及肥胖、高尿酸血症、骨质疏松、高脂血症等患者。

二、实习生带教计划

内分泌代谢科实习生带教计划如表6-1所示。

表6-1　内分泌代谢科实习生带教计划

周次	知识目标		技能目标		素质与思政目标	阶段性任务
	专科护理	基础护理	专科护理	基础护理		
第一周	1.熟悉科室环境布局、工作流程、各班的职责；2.知晓科室常见的疾病：糖尿病、甲状腺功能亢进	1.知道垃圾分类、锐器处理；2.充分理解无菌的观念；3.掌握手卫生、消毒隔离制度及感染控制措施	掌握以下仪器使用：耳温机、电子血压计、血糖仪	1.能说出T、P、R、BP、SO$_2$的正常值；2.掌握各项基础护理，掌握各种患者床单位的更换和备用床的铺法	素质目标：具有尊重患者、爱护患者的意识；良好的敬业精神和伦理道德行为。思政目标：1.树立热爱专业、坚持不懈、勇于奉献的精神；2.培养与患者及其家属进行有效沟通的能力；3.培养实习生整体护理意识	小讲课
第二周	熟知阿卡波糖、瑞格列奈作用及其注意事项	知道跌倒的相关因素和预防措施；能说出压疮分级、预防措施、皮肤护理的注意事项	1.掌握以下仪器的使用：胰岛素泵、微量注射泵；2.各类检查单的宣教及注意事项	1.掌握以下操作项目：静脉输液、鼻导管吸氧；2.掌握口护、会阴护、翻身、叩背		小讲课

续表

周次	知识目标		技能目标		素质与思政目标	阶段性任务
	专科护理	基础护理	专科护理	基础护理的方法		
第三周	熟悉输液反应的表现及处理流程	掌握以下操作项目及护理：快速血糖测定、胰岛素针皮下注射	掌握青霉素、头孢类药物等皮试液配置及皮试注意事项	掌握以下操作项目：肌肉注射、皮下注射、静脉采血、各类标本的采集		1.实习生与带教老师工作互评；2.理论考试；3.实习鉴定书写；4.完成操作考试
第四周	掌握糖尿病、甲亢的饮食宣教；知晓糖尿病、甲状腺功能亢进临床表现，掌握其并发症及护理要点	能正确留取各种血、尿、粪、痰标本（容器的选择）	能在带教老师指导下进行胰岛素泵配置及注射	掌握以下操作项目：心电监护、雾化吸入		1.教学查房；2.完成实习计划，并放入实习手册

内分泌代谢科教案如表6-2所示。

表6-2 内分泌代谢科教案

带教重难点及策略	**重点：** 1.掌握糖尿病、甲状腺功能亢进疾病相关的理论知识及护理要点。 2.掌握常用降糖药物的分类、作用、服用时间及不良反应。 3.掌握内分泌科常见操作技能,如:皮下胰岛素注射、皮下胰岛素泵操作、微泵、静脉采血、静脉输液、雾化吸入等。 4.掌握低血糖的急救流程。 5.提高临床沟通能力,避免发生因沟通不良而引起的护患纠纷事件。 **处理：** 1.要求实习生做好内分泌系统章节的理论知识复习,为了更好地将理论与实际操作结合起来,使其成长为一名合格的护士,首先需要激发实习生的学习热情。在护理查房的过程中,需要对实习生提问,从而让实习生发现自己不足的地方,从而推动实习生更好地展开自主学习。对于实习生的提议,带教老师应该认真考虑,从而对带教内容进行一定的调整,对于没有达到要求的实习生,带教老师应该有针对性地进行加强训练。 2.带教老师一对一、手把手带教,将工作中点点滴滴的操作按照流程细致入微地进行带教。 3.对于护理工作者,尤其是对于进入临床医学实习的护理实习生来说,在很好地培养和提升专业技术能力的同时,还需要提升自身的沟通能力,全面提高职业素养。 **难点：** 提升实习生对优质护理服务的认知与践行能力。 **处理：** 1.实习生多缺乏服务意识,而服务意识对护理服务质量有直接影响,因而临床带教老师应有意识地帮助其进行角色转换。为满足这一需求,应加强实习生岗前培训,并注重其服务态度和服务意识的转变与培养,从而引导其树立正确服务观

续表

带教重难点及策略	2.带教老师应以身作则,将患者需求置于第一位,为实习生树立良好的榜样,从而将优质的服务理念贯穿于整个带教过程,从思想与行动层面影响实习生。生活护理是临床护理基础,也是护士观察病情并体现服务精神的最佳桥梁,但多数实习生缺乏对该项的重视,带教时应定期开展相关护理教育与实践,规范实习生的生活护理操作,从而提升实习生的基础护理技能,并由此使其正视职业需求。 3.良好的沟通能力是形成融洽护患关系的重要条件,对提升患者对护士认可度与满意度均具积极作用。因此,在带教过程中,应有意识引导实习生与患者良好沟通,应用良好沟通技巧以避免或化解纠纷,在提高护理质量的同时提高护士的工作成就。 4.责任感是护理工作顺利进行的关键,其有助于避免医疗差错与纠纷。因此,加强对实习生的思想教育的责任体验十分必要
学习任务和典型的案例	**案例**:患者,女,37岁,血糖升高20余年,呕吐伴乏力2d,1d前患者恶心呕吐加重,自述10余次,为深褐色泡沫样,伴腹泻2次,剑突下隐痛,头晕昏沉感,诉改变体位时明显,遂120送至我院。血气分析:血液酸碱度6.92,葡萄糖22.10mmol/L。急诊血常规:白细胞计数12.9×10^9/L,中性粒细胞分类0.894。急诊血淀粉酶(血清):2319U/L,潜血试验(呕吐物):+++。予补液+碳酸氢钠+胰岛素纠正糖尿病酮症酸中毒症状,辅以生长抑素止血,异帕米星抗炎及其他护胃止吐止痛对症治疗。后转入本科室求进一步诊治,拟以"1.头晕,2.恶心和呕吐,3.1型糖尿病,4.1型糖尿病酮症,5.胃肠炎"收住入院。入院后予一级护理,告病重,测成人早期预警评分Q8h,予禁食,测随机血糖Q1h,鼻导管吸氧。 **任务:** 1.酮症酸中毒的临床表现有哪些? 2.酮症酸中毒的急救处理流程是什么? 3.该患者酮症酸中毒的原因是什么? 4.糖尿病患者的饮食宣教该如何进行?

续表

带教反思	通过带教老师精讲指点、案例分析、讨论,实习生了解了内分泌科的常见发病原因和临床表现,知道了糖尿病及甲亢的治疗和护理的要点,掌握了糖尿病的饮食指导

三、实习生理论考核

内分泌科护理实习生考核大纲

1.总则:为全面了解并客观、公正地评价实习生的实习效果、工作能力、工作态度,提高实习生工作积极性,特制定本考核大纲。

2.适用范围:内分泌科实习生。

3.制定原则:使实习生在内分泌科实习期间通过带教老师的知识传授能获得系统性的护理工作知识,在短暂的实习工作中,师生能相互督促完成带教实习任务,并取得良好的实习效果。

四、实习生操作考核

内分泌科对糖尿病酮症酸中毒及低血糖的急救较为重视,酮症酸中毒患者基本需要使用静脉胰岛素泵来降糖,等血糖稳定后转为皮下胰岛素泵,因此,本科室将微泵及皮下胰岛素泵操作列为本科实习生出科操作考核。科室将操作评分标准(如表6-3、表6-4所示)提供给实习生,让实习生提早做好练习。带教老师对操作过程中会出现的重点和难点给予现场演示和细节讲解,让实习生真正理解操作的含义,使操作流程更加顺畅、自然。

表6-3 微泵操作及评分标准

项目		程序	完成	未完成	
				未做	错误
仪态仪表		洗手:六步洗手法[1]			
		戴口罩[2]			
操作前准备		用物准备及质量检查[3]			
操作步骤	准备	核对患者[4]			
		解释:应用微泵的原因[5]			
		询问过敏史			
		询问大小便			
		取舒适体位			
		置微泵于床旁桌上或固定于床栏上			
		插上电源			
		打开电源开关			
		戴手套			
	过程	将注射器与连接管连接排气至注射器乳头			
		置注射器于微泵卡挡内			
		确认注射器已正确固定[6]★			
		设置输液速度			
		使用"快速"键再次排气[7]			
		再次核对患者			
		与患者输液端连接			
		按"开始"键,开始推注药液			
		安置患者,整理床单位			
		关照患者注意使用安全[8]			
		脱手套			
		洗手:六步洗手法[1]			
		记录微泵内药物的推注速度、时间并签全名			

续表

项目		程序	完成	未完成	
				未做	错误
操作步骤	过程	微泵推注过程中,注意观察输注情况[9]			
		掌握常见报警的处理方法[10]			
	停用	药液输注完毕后按"停止"键,关机			
		戴手套			
		脱开乳头端连接输液,必要时拔针			
		安置患者,整理床单位			
		整理用物			
		脱手套、洗手:六步洗手法[1]			
		记录输注结束时间			
操作熟练程度		动作熟练、轻巧、稳重、有条不紊			
注意事项		按键使用指腹			
		当需要调整各项数据时,应先按"暂停"键			
		延长管如连续使用24h须重新更换			
人文关怀		仪表端庄,操作中注意与患者交流,关心患者			
结果		未做件数:　　　　错误件数: 未通过加★号件数: 总点评:			

注:

1.未洗手或六步洗手法不规范、顺序凌乱均为错误。

2.未戴口罩扣2.5分,佩戴口罩不规范酌情扣分。

3.遵循三查八对原则(三查:操作前、操作中、操作后;八对:床号、姓名、药名、浓度、剂量、时间、用法、有效期),按医嘱准备药液。检查一次性物品质量,准备微泵、延长管、注射盘、无菌盘(无菌盘内放置抽好药液的针筒)、垃圾桶。一样物品未准备或准备错误扣1分,最多扣2.5分。

4.核对患者须采取询问姓名、核对腕带2种方法,未核对或仅使用1

种方法均为错误。

5.应用微泵的原因:控制药液输入浓度、时间和输入总量。未解释为错误,解释不合理酌情扣分,最多扣2.5分。

6.注射器圈边未插入微泵的圈边固定槽中、注射器未严密贴合于微泵上、注射器乳头未紧靠微泵仪器、微泵拉钩下方按钮未处于完全弹出状态,微泵上"注射器"下方图案有闪烁报警。其中一项未检查或错误扣1分,以此类推,最多扣5分。

7."快速"键正确使用:应先按"暂停"键再连续按2次"快速"键,第2次按住不放;或同时按"快速"及"总量"键(在"启动"状态下)。错误酌情扣分。

8.微泵使用安全包括:勿随意移动仪器,勿随意触碰按键,如遇报警及时呼叫护士。未说明为错误,说明不合理酌情扣分,最多扣2.5分。

9.观察内容包括:输液是否通畅,输液处有无外渗、红肿及疼痛,微泵是否正常运作。以提问形式考核,回答不全酌情扣分。

10.微泵常见报警包括堵塞报警、电池欠压报警、注射完毕报警、遗忘操作报警,注射器推杆安装错误报警以提问形式抽考1项,包括报警形式及处理方法。

11.注意事项考核在操作过程中观察,未使用指腹按键扣2.5分,调整数据时未先按"暂停"键扣2.5分。

12.微泵考试总分100分,分39件考点,其中加★号考件5分,其余项为2.5分。总分低于90分,为不合格。

表6-4 胰岛素泵操作考核及评分标准

项目	程序	完成	未完成	
			未做	错误
自身准备	洗手:六步洗手法			
	戴口罩			
操作前准备	查阅医嘱,向患者(或其家属)介绍胰岛素泵安装的目的、方法及配合要点,取得其配合			

续表

项目	程序	完成	未完成	
			未做	错误
操作前准备	评估患者的身体情况(皮肤、肢体活动情况)及患者的心理状态和合作程度			
	用物准备:治疗盘、胰岛素泵、胰岛素、胰岛素泵连接管路、储药器、75%乙醇棉签(棉片)、胰岛素泵保护袋、医嘱治疗单、污物桶、锐器盒			
	检查胰岛素泵是否处于完好、备用状态			
	检查胰岛素药名、剂量、有效期,打开笔帽、检查瓶身,对光检查药液质量,室温下复温30~60min			
	检查胰岛素泵连接管路、储药器、消毒物品均在有效期内			
	根据医嘱正确调节胰岛素基础率并双人核对			
	胰岛素泵马达复位			
	用储药器正确抽取胰岛素药液,正确安装储药器及连接管路			
	将连接好的储药器正确安装入胰岛素泵,手动充盈成功排气			
胰岛素泵植入操作过程	携用物至患者床边,核对身份及在此解释,取得患者配合			
	协助患者取舒适卧位,如病情允许最好取平卧位			
	戴手套			
	选择穿刺部位脐周直径5cm,避开疤痕、腰带处、弯腰处、手术区等不宜植入部位			

续表

项目	程序	完成	未完成	
			未做	错误
胰岛素泵植入操作过程	用75%乙醇棉签消毒穿刺处皮肤,待干			
	再次核对患者信息			
	根据与皮肤表面所呈角度不同分垂直管路(直角90°)或斜插管路(锐角20°~45°)植入管路针头,软针植入后注意拔除引导针,贴紧胶布,必要时加用透明敷贴覆盖加强固定★			
	进行定量充盈			
	再次核对患者信息,将胰岛素泵放于保护袋中,告知患者戴泵期间的注意事项			
撤泵操作过程	评估患者血糖情况,核对医嘱			
	核对患者信息			
	拔除管路,按要求规范处置医疗废物			
	用棉签轻压穿刺点,观察输注皮肤情况			
	设置基础率为零			
	胰岛素泵清洁及归位,并记录			
胰岛素泵使用过程的护理	日常检查内容:①屏幕显示情况、有无报警;②电池电量是否足够(不足时更换符合规格的电池);③回顾基础率、大剂量历史是否正确;④储药器内胰岛素剩余量是否足够;⑤输注管路是否通畅,有无裂痕或连接松动,快速分离器是否紧固,胰岛素有无溢漏;⑥观察注射部位皮肤有无红肿、硬结或疼痛,针头有无脱出;⑦检查管路植入时间,按要求更换;⑧检查胰岛素泵清洁程度★			
	检查时机:交接班时,并准确记录			

续表

项目	程序	完成	未完成	
			未做	错误
胰岛素泵使用过程的护理	按医嘱监测患者的血糖情况,密切观察患者有无低血糖症状,如有心慌、手抖、出冷汗、头晕眼花等不适时,应立即测血糖,按低血糖正确处理			
	胰岛素泵是精密医疗仪器,使用过程应避免重压、摔落泵体,避免被水浸湿			
	胰岛素泵不可带入磁场,如遇CT、核磁、X线检查时,应将设备管路断开,否则会导致设备的破坏			
	在洗澡、手术、检查等情况需分离输注管路,使用分离器正确分离输注管路			
	根据使用说明书在规定时间内更换输注管路,新的植入部位应该离最近的一次植入部位2~3cm以上			
	当发生血糖升高、产生酮体或调整大剂量也无法处理高血糖的情况时,应检查储药器内的胰岛素、储药器、输注管路和植入部位,必要时更换储药器			
	胰岛素泵马达复位操作、手动充盈一定确保输注管路与患者分离			
	定量充盈:美敦力管路类型及充盈量钢针-0.0U,6mm直插软针-0.3U,9mm直插软针-0.5U,13mm斜插软针-0.7U,17mm斜插软针-0.7U			
	胰岛素泵应使用湿布或75%酒精擦拭泵外表面,保持储药器及电池室干燥			
操作熟练程度	动作轻巧、熟练、有条不紊			
人文关怀	操作中注意与患者交流,关心患者			

续表

项目	程序	完成	未完成	
			未做	错误
结果	未做件数：　　　　　错误件数：			
	未通过加★号件数：			
	总点评：			

注：胰岛素泵操作考试总分100分，分40件考件，其中加★考点未做扣4.4分，其他考点未做扣2.4分，错误酌情扣分。总分低于90分，为不合格。

参考文献

[1] 张其梅,莫丽芳,杨丛州,等. 浅谈内科护理临床实习带教难点及对策[J]. 健康必读,2018(15):268–269.

[2] 唐丽安. 护理实习生沟通能力培养体会[J]. 中国农村卫生,2013(z2):201.

[3] 汪明月,吴庆华,和冰,等. 呼吸内科对培养护理实习生沟通能力的带教体会[J]. 当代护士（下旬刊）,2018,25(4):144–146.

[4] 雷光锋,傅秀霞. 护理实习生沟通能力培养体会[J]. 全科护理,2008,6(29):2716.

[5] 张芳,张红. 优质护理服务实践中实习护生带教难点及对策分析[J]. 中国卫生产业,2015,12(9):57–58.

（吴楚楚）

第七章

妇科实习生带教手册

本章旨在帮助实习生掌握妇科常见疾病的病因、症状、诊断方法、治疗原则，以及护理要点等，例如子宫肌瘤、卵巢囊肿、阴道炎等疾病的相关知识。临床技能培训则注重实际操作，如妇科检查的配合、会阴护理、导尿术、阴道擦洗等。通过床边教学、案例分析、小讲课等多种形式，帮助实习生将理论知识与实践相结合，提高其分析和解决问题的能力。

一、科室介绍

妇科广泛开展妇科常见病、多发病、疑难病和各类妇科良恶性肿瘤的综合治疗。包括各类腹腔镜、宫腔镜、开腹、肿瘤手术；卵巢癌、子宫内膜癌全面分期手术、宫颈癌根治性子宫切除术、腹膜后淋巴结清扫、外阴癌根治术、大网膜切除术等；复发性、难治性妇科恶性肿瘤手术，化疗、放疗的综合治疗。

综上所述，妇科实习生带教是一个系统而全面的过程，旨在为培养优秀的妇科护理人才奠定坚实的基础。

二、实习生带教计划

妇科实习生带教计划如表7-1所示。

表7-1　妇科实习生带教计划

周次	知识目标		技能目标		素质与思政目标	阶段性任务
	专科护理	基础护理	专科护理	基础护理		
第一周	1.熟悉科室环境、劳动纪律、规章制度、各班职责；2.熟悉妇科一般护理常规	1.知道垃圾分类、锐器处理的方法；2.充分理解无菌的概念；3.掌握床边血糖的测量；4.能正确更换输液	能在带教老师的指导下处理出入院的患者	1.能说出T、P、R、BP、SO₂的正常值；2.铺备用床、为卧床患者更换床单，熟练进行患者的晨间护理；3.掌握手卫生：洗手指征和方法	素质目标：具有尊重患者、爱护患者的意识；良好的敬业精神和伦理道德行为。思政目标：1.树立热爱专业、坚持不懈、勇于奉献的精神；2.培养与患者及其家属进行有效沟通的能力；3.培养整体护理意识	小讲课

周次	知识目标		技能目标		素质与思政目标	阶段性任务
	专科护理	基础护理	专科护理	基础护理		
第二周	1.叙述妇科常用的药物、化疗药物及副作用； 2.了解妇科检查的过程	知道跌倒的相关因素和预防措施；能说出压疮分级、预防措施和皮肤护理的注意事项	1.掌握输液反应的处理原则，掌握密闭式留置针的操作； 2.能收集尿培养等尿标本； 3.掌握经外周静脉穿刺中心静脉置管（PICC）、输液港的使用及注意事项； 4.掌握无菌操作原则，能正确进行抽血操作	1.掌握胃管留置、心电监护的护理操作； 2.能在带教老师指导下正确发放口服药，了解本科常用口服药的外观、用法用量和注意事项		小讲课

77

续表

周次	知识目标		技能目标		素质与思政目标	阶段性任务
	专科护理	基础护理	专科护理	基础护理		
第三周	能叙述妇科常见疾病的临床表现、患者术前宣教要点、患者术后观察要点	掌握微泵、气压泵、电磁治疗仪的使用方法	1.了解配置青霉素及头孢皮试液的方法；2.掌握输血反应的处理原则	能在带教老师指导下掌握正确的会阴护理、翻身方法；正确记录引流液的量、性状；能正确记录患者的24h尿量		1.实习生与带教老师工作互评；2.理论考试；3.实习鉴定书写；4.完成操作考试
第四周	1.了解妇科不同的手术方式；2.叙述人流患者的注意事项和健康宣教；3.叙述腹胀、腹痛及阴道出血护理要点	能正确进行引流袋更换	能在带教老师指导下为患者进行术前阴道擦洗	了解配置输液，掌握皮下、皮内、肌肉注射操作		1.教学查房；2.完成实习计划，并放入实习手册

妇科教案如表7-2所示。

表7-2　妇科教案

带教重难点及策略	**重点：** 1.知道为什么要进行护理工作,理解护理工作的意义。 2.掌握子宫平滑肌瘤、卵巢癌、宫颈癌、早期人工流产、压力性尿失禁、子宫异常出血、术后出血、围手术期肺栓塞等相关的理论知识及护理要点。 3.掌握妇科常见操作技能,如:留置针穿刺、静脉采血、雾化吸入、输血、会阴护理、阴道擦洗、气压泵及电磁治疗仪使用等。 4.提高护患沟通能力,避免发生因沟通不良引起的护患纠纷事件。 **处理：** 1.了解实习生的概况,如职业选择原因、个性、爱好等,与实习生能进行有效、及时的沟通,理解、关爱实习生,尊重实习生的选择。让实习生明白,实习为实习生提供了在受控的环境中应用课堂知识和技能的宝贵机会。实习提供了与经验丰富的护士、医生和其他医疗专业人员建立联系的机会。要求实习生在实习期间培养关键的护理技能,例如患者评估、药物管理和患者宣教。完成实习经历可以使实习生在就业市场上更具竞争力。 2.要求实习生做好妇科章节的理论知识复习,临床带教中加强理论知识的回顾及考核,指导实习生将理论知识与临床工作相结合。指导实习生学习临床新理念,在临床工作中积累经验,提高其工作责任感,锻炼其沟通能力。 3.带教老师一对一、手把手带教,将工作中操作按照流程细致、严谨地教授给实习生,严禁实习生单独进行操作。 4.实习生从单纯的校园生活进入复杂的医疗环境中,加之年龄尚小,与患者进行沟通时会因知识理论化,不能与真实的医疗环境相适应,沟通技巧的临床应用受到限制。带教老师应提供相关有效沟通技巧的培训,包括主动倾听、同理心和清晰的语言,教授实习生文化敏感性和沟通障碍的管理。实习生通过真实案例和模拟练习,练习沟通技巧,并在安全的环境中获得反馈。鼓

续表

带教重难点及策略	励实习生与患者及其家属进行困难的对话,带教老师在旁协助。在平时工作中观察实习生与患者及其家属的沟通互动,并提供建设性反馈。鼓励实习生寻求反馈,并制订改进计划。 **难点:** 提升实习生对护理工作的热情。 **处理:** 1.科室应做好带教老师的培训工作,使其掌握实习生带教职责,关爱实习生,为他们提供一个被重视和尊重的环境,提供指导和支持,帮助他们克服挑战并取得成功。 2.带教老师分享患者的故事和积极成果,展示护理工作如何对患者的生活产生积极影响。分配具有挑战性但可行的任务,让实习生参与患者护理的各个方面。提供机会让实习生与经验丰富的护士合作和学习,营造一个开放和鼓励提问的环境,让实习生表达好奇心和学习需求。认可实习生的努力和进步,无论大小,都应提供积极的反馈,帮助他们建立信心和热情。带教老师应热情地谈论护理工作,并分享自己对这个职业的热爱,通过自己的榜样,展示护理工作的价值和满足感。带教老师可以提供指导、支持和职业建议,帮助实习生培养对护理工作的热情。实施这些策略,带教老师可以帮助实习生发现护理工作的价值和满足感,从而激发他们对这个职业的热情
学习任务和典型的案例	**案例:**患者,女,56岁,患者于4月前无明显诱因下出现异常阴道流血,暗红色,当时未重视未就诊。今因症状持续于我院就诊,查体示"宫颈见菜花样肿物",建议住院治疗,故门诊拟以"子宫颈肿瘤、高血压、抑郁状态"收住入院。入院后于2023年7月12日在全麻下行"经腹肠粘连分解+宫颈癌根治术(广泛性子宫切除+双侧输卵管+巢切除术+盆腔淋巴结清扫术)"。手术经过顺利,术中出血1500mL,输注RH阳性A型去白悬浮红细胞共6U,输注RH阳性A型冰冻血浆共620mL,无手术并发症,术后腹带包扎。7月13日—7月20日,患者白蛋白低,予以每日输注人血清白蛋白针20g。7月17日患者下床活动后感腹部切口剧烈

学习 任务 和典 型的 案例	疼痛,切口敷料有大量淡血性及淡黄色液体渗出。医生即予行 床旁清创缝合。 **任务:** 1.这位患者可能发生了什么? 2.作为实习生你应该做些什么? 3.此事件发生的原因有哪些? 4.如何预防该事件的发生?
带教 反思	通过带教老师精讲指点、案例分析、讨论,实习生了解了妇科疾 病的常见发病原因和临床表现,知道了妇科疾病治疗和护理的 要点,掌握了妇科常见术式、常见辅助检查及临床意义

三、实习生理论考核

妇科护理实习生考核大纲

1.总则:为全面了解并客观、公正地评价实习生的实习效果、工作能力、工作态度,提高实习生工作积极性,特制定本考核大纲。

2.适用范围:妇科实习生。

3.制定原则:使实习生在妇科实习期间通过带教老师的知识传授能获得系统性的护理工作知识,在短暂的实习工作中,师生能相互督促完成带教实习任务,并取得良好的实习效果。

四、实习生操作考核

妇科患者因疾病常需要行清洁阴道,减少阴道内分泌物,减轻局部组织充血,治疗局部炎症,以及手术和用药前的准备,预防逆行感染阴道擦洗的操作较多,因此,妇科对阴道擦洗操作考核较为重视。科室将操作规范及操作评分标准提供给实习生,让实习生提早做好练习,带教老师对操作过程中会出现的重点和难点给予现场演示和细节讲解,让实习生真正理解操作的含义,使操作流程更加顺畅、自然。妇科阴道擦洗操作标准如表7-3所示。

表7-3 妇科阴道擦洗操作规范

一、操作目的

1.清洁阴道,减少阴道内分泌物,减轻局部组织充血,治疗局部炎症。

2.妇科手术和用药前的准备,预防逆行感染。

二、适用范围

1.各种阴道炎、宫颈炎的治疗。

2.妇科手术前的常规阴道准备。

三、用物准备(如图7-1所示)

用物名称	数量	用物名称	数量
一次性窥阴器	1	一次性臀垫纸	1
无菌长棉签	4	检查手套	1
一次性治疗碗	1	速干手消毒液	1
5%聚维酮碘(每毫升含聚维酮碘0.05 g)	1	污物桶	1
		无影灯(必要时)	1

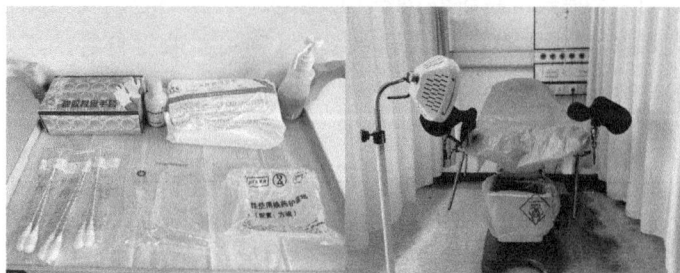

图7-1 用物准备

四、操作步骤(如图7-2—图7-9所示)

步骤及要点	注释及图解
【操作前准备】 1.自身准备:仪表端庄,规范洗手,戴口罩。 2.环境准备:关门窗,拉屏风,请无关人员暂离,室温合适、光线充足。 3.用物准备、质量检查。 4.评估患者。 1)了解患者疾病诊断、年龄、性生活史。 2)了解患者对阴道擦洗的认识程度及心理反应。 3)了解患者阴道流血、流液情况和膀胱充盈情况。 【操作过程】 1.核对解释: 1)确认患者身份; 2)向患者或其家属解释操作目的及需要配合的内容。 2.将一次性臀垫纸铺于妇检床上	注意保护患者的隐私。 1.无性生活史患者不能用窥阴器; 2.操作前嘱患者排空膀胱。 图7-2　铺臀垫纸 一人一换,预防交叉感染

83

续表

3.安置体位:嘱患者脱去一侧裤腿,协助其取膀胱截石位,暴露外阴。	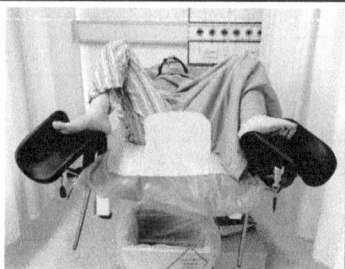图7-3　膀胱截石位
4.观察患者的外阴情况。	注意保暖。
5.打开一次性治疗碗,将5%聚维酮碘倒入治疗碗中,取出长棉签放入治疗碗中。 6.戴检查手套。	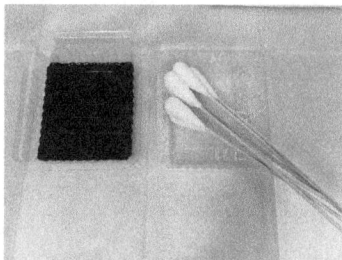图7-4　准备聚维酮碘及长棉签
7.取一根棉签蘸5%聚维酮碘按尿道口→小阴唇→大阴唇的顺序擦洗,最后擦洗肛门	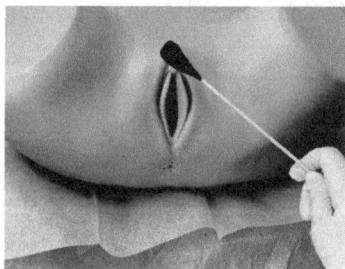图7-5　擦洗外阴 自上而下,由内向外擦洗外阴

8.用5%聚维酮碘棉签润滑窥阴器（根据外阴、阴道口松弛及紧张程度选择窥阴器型号）。

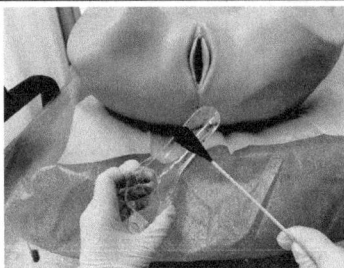

图7-6　润滑窥阴器

9.分开小阴唇,将窥阴器缓缓插入阴道（窥阴器插入阴道应与耻骨联合呈45°向下,完全进入阴道后逆时针方向转回,使窥阴器与耻骨联合垂直）,撑开窥阴器,暴露宫颈及阴道穹隆

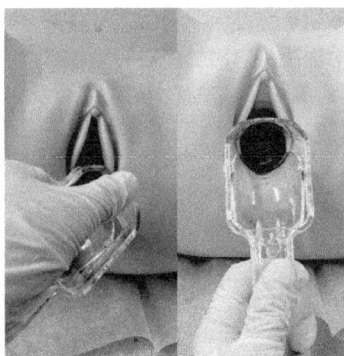

图7-7　置入窥阴器

1.置入窥阴器时嘱患者张口呼吸,放松身体。

2.观察宫颈大小、颜色和外口形状。注意有无糜烂、出血、撕裂、外翻、腺囊肿、息肉、肿块或赘生物等,注意宫颈管内有无出血或分泌物

续表

10.取长棉签擦净阴道内的黏液栓或残留药物。	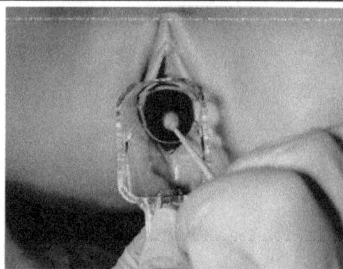
11.长棉签蘸消毒液依次消毒宫颈→阴道穹隆两圈→阴道壁各面,边擦洗边将窥阴器左右转动,由内而外,螺旋式擦洗整个阴道穹隆及阴道壁。	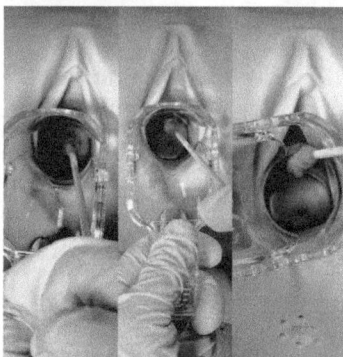图7-8 擦洗擦洗过程动作轻柔,避免损伤阴道壁和宫颈组织
12.擦干阴道,将窥阴器缓缓退出	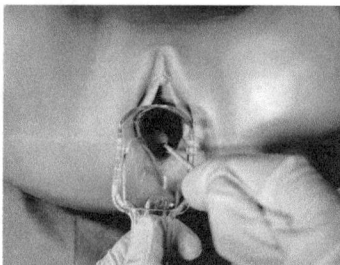图7-9 擦干阴道用干的长棉签由内而外擦干阴道

续表

13.协助患者穿好裤子,下检查床。 14.再次核对,向患者交代注意事项。	
【操作后处理】 1.整理床单位及用物 2.垃圾分类处理。 3.脱手套、洗手。 4.做好记录工作	床单污染需更换

五、注意事项

1.严格执行核对制度。

2.体现人文关怀,注意保护患者隐私,注意保暖。

3.置入阴道窥器时,应先用5%聚维酮碘溶液润滑窥阴器两叶前端,以减轻插入阴道口时的不适感。

4.充分暴露宫颈,擦洗要彻底。

5.擦洗时动作轻柔,避免损伤阴道黏膜。

6.当患者腹肌紧张时,可边与患者交谈边检查,以减轻患者的紧张情绪,使其张口呼吸而使腹肌放松。

7.擦洗时做到一人一物,防止交叉感染。

8.严格掌握禁忌证,无性生活妇女不作阴道擦洗,宫外孕、急腹症患者相对禁忌

参考文献

[1] 张会会,安小霞,刘宁,等.循证护理教学模式在外科病区护理本科实习生临床带教中的应用[J].中国实用护理杂志,2022,38(27):2104–2111.

[2] 管亮,孙宏亮.护理实习生人文关怀能力培养对策研究
[J].中国实用护理杂志,2020,36(33):2627-2631.

[3] 张海英.护理实习生职业倦怠感、抑郁焦虑症状的相关
因素[J].国际护理学杂志,2021,40(22):4051-4055.

[4] 黄求进,赵晓琳,谭媛媛,等.护理实习生压力源调查及
影响因素分析[J].中华现代护理杂志,2022,28(30):
4276-4280.

（鲁丹丹）

第八章

血透室实习生带教手册

本章旨在帮助血透实习生掌握血液透析基本理论知识、操作流程、透析管路及透析器的安装与预冲;理解并应用患者评估、制订护理计划,熟悉并增强实习生在透析过程中对突发状况的识别与应对能力;提升与患者及其家属的沟通技巧;在带教老师的指导下选取典型病例,进行个案分析;定期进行学习进度评估,鼓励实习生自我反思,提供及时反馈。

一、科室介绍

血液透析室(简称血透室)作为医疗机构中至关重要的科室之一,承担着为患有终末期肾脏疾病及其他需要肾脏替代治疗的患者提供生命支持的重任。血透室主要收治患有以下几类疾病的患者:慢性肾功能衰竭,急性肾损伤,急性药物或毒物中毒,严重的水、电解质及酸碱平衡紊乱等。

二、实习生带教计划

血透室实习生带教计划如表8-1所示。

表8-1　血透室实习生带教计划

周次	知识目标	专科操作技能	适岗能力培训	素质与思政目标	阶段性任务
第一周	1.科室环境介绍,科室人员介绍 2.责任班、每小组工作职责 3.血透患者接诊管理制度		1.熟悉科室内用物的放置,尤其是药物、仪器设备放置位置、重点科室电话; 2.熟悉科室内人员分布,并与其建立良好的关系; 3.掌握责任班、每小组工作内容	认识目标:了解血液透析发展历史、血液透析现状。 能力目标:培养勇于实践,勤奋进取的精神,学习血液透析知识,学以致用。 情感、态度与价值观:知晓血液透析发展历史的艰辛,体会前辈留下医学传承的不易,坚定社会主义核心价值观	
第二周	1.血液透析原理 2.备用药品管理流程 3.透析器、管路预冲的操作流程	HD预冲操作	1.了解透析原理; 2.掌握科室备用药的种类及保存要点; 3.掌握正确预冲透析器、管路的方法		小讲课
第三周	1.集中供液的配制与预案 2.患者上、下机流程		1.了解上、下机的注意事项; 2.掌握抗凝剂及导管封管液的配制方法		小讲课

续表

周次	知识目标	专科操作技能	适岗能力培训	素质与思政目标	阶段性任务
第三周	3. 抗凝剂的准备及导管封管液的配制				
第四周	1. 低血压应急预案及处理 2.透析中肌肉痉挛应急预案及处理流程		1. 掌握发生低血压的原因、处理措施及预防措施； 2. 掌握发生肌肉痉挛的原因、处理措施及预防措施		小讲课应急演练
第五周	1.导管上、下机操作流程 2. 恶心、呕吐的处理 3. 失衡综合征应的急预案及处理流程 4. 导管滑脱、内瘘针脱出应急预案及处理流程	血透深静脉双腔置管换药	1. 掌握无菌操作、导管上下机的注意事项； 2.掌握恶心、呕吐的处理要点； 3.掌握发生失衡综合征的原因、处理措施及预防措施； 4. 掌握导管滑脱、内瘘针脱出的临床表现及处理措施		小讲课应急演练
第六周	1. 血液透析并发症及处理		1.掌握血液透析并发症的原因及处理方法；		

续表

周次	知识目标	专科操作技能	适岗能力培训	素质与思政目标	阶段性任务
第六周	2. 透析器破膜应急预案及处理流程 3. 过敏性休克急救流程		2. 掌握破膜的原因、处理方法及预防措施; 3. 掌握过敏性休克的处理方法		小讲课 应急演练
第七周	1. 血管通路:导管 2. 体外凝血应急预案及处理流程 3. 透析器反应应急预案及处理流程		1. 掌握导管的适应证、并发症及护理要点; 2. 掌握发生体外凝血的原因、处理方法及预防措施; 3. 掌握发生透析器反应的原因、处理方法及预防措施		小讲课 应急演练
第八周	1. 自体动静脉内瘘的评估与穿刺 2. 动静脉内瘘穿刺引起出血、皮下血肿的应急预案及流程	动静脉内瘘穿刺	1. 掌握上机前内瘘的评估、穿刺方式及下机注意事项; 2. 掌握临床表现及处理要点		小讲课 应急演练

续表

周次	知识目标	专科操作技能	适岗能力培训	素质与思政目标	阶段性任务
第九周	1. 血液透析滤过 2. 高血压应急预案及处理流程 3. 透析机故障应急预案及处理流程		1. 掌握血液透析滤过的原理和方式； 2. 掌握高血压发生的原因、处理方法及预防措施； 3. 掌握机器故障的原因、处理方法及预防措施		小讲课应急演练
第十周	1. 营养与饮食 2. 低血钾、高血钾急救	上下机操作考核	1. 掌握血透患者对营养的需求； 2. 掌握高血钾、低血钾的范围、表现及处理方法		小讲课应急演练
第十一周	1. 标本采集 2. 空气栓塞应急预案及处理流程		1. 掌握正确留取标本的方法； 2. 掌握空气栓塞的原因、处理方法及预防措施		完成带教计划
第十二周	1. 血液灌流 2. 血透室水源中断应急预案及处理流程	HD + HP预冲	1. 掌握灌流适应证及并发症的方法； 2. 掌握水源中断的原因及处理方法。		1. 理论考试； 2. 完成操作考试

血透室教案如表8-2所示。

表8-2 血透室教案

带教重点难点及策略	**重点:** 1.掌握血液透析操作及血管通路建立与管理。 2.掌握患者管理与沟通能力的培养。 3.掌握紧急情况处理与应急预案。 **处理:** 1.带教过程中要求带教老师演示血液透析机的操作过程,包括管路连接、参数设置、报警处理等。强调设备的日常维护及保养,确保设备的安全性和稳定性。建立血管通路是血透操作的关键步骤,该步骤要求医护人员具备熟练的穿刺技巧,同时要确保患者的安全与舒适。带教过程中,需要采用理论与实践相结合的方式,带教教师应通过课堂讲解、操作演示等形式带教,鼓励实习生积极参与讨论和提问,营造相互式的学习氛围。 2.在血透室带教过程中,应该重视实习生对患者管理与沟通能力的培养。实习生需要了解如何对患者进行全面评估,制定个性化透析方案,并且熟练掌握与患者及其家属沟通的技巧,以建立良好的护患关系,提高患者的透析质量和满意度。 3.血透过程中可能出现各种紧急情况,如低血压、心律失常、过敏反应等。因此,带教过程中需要强调实习生对紧急情况处理的掌握,包括识别异常表现、迅速采取措施和及时报告医师等。同时,实习生还应熟悉血透室的应急预案,以应对可能发生的突发事件。 **难点:** 1.复杂案例处理能力的提升。 2.感染控制与消毒隔离制度的严格执行。 3.血液透析过程中并发症的预防与处理措施。 **处理:** 1.对复杂案例的处理是血透室带教的一个难点。这些病例可能涉及多种疾病、多个并发症或特殊的透析需求。实习生

带教重难点及策略	需要具备综合分析、判断和处理复杂病例的能力,以制定个性化的透析方案并有效应对可能出现的问题。这需要通过大量的临床实践和经验积累来实现。 2.血透室是一个高度敏感的区域,感染控制与消毒隔离制度的执行至关重要。带教过程中带教老师需要向实习生强调严格遵守相关制度,包括正确佩戴防护用品、定期消毒设备、规范处理医疗废物等。这有助于减少交叉感染的风险,保障患者的安全。 3.血液透析过程中可能出现的并发症种类繁多,对患者构成一定的风险。因此,医护人员应充分了解和掌握并发症的预防和处理,及时调整治疗方案,熟练操作血透机器。带教过程中要求实习生熟练掌握各类并发症的预防和处理
学习任务和典型的案例	**案例**:患者,男,65岁,规律性血透10年。血透当日透前血压测得为170/90mmHg,设置超滤量总计为4000mL。透析3h后,患者主诉头晕、出汗眼前发黑并伴有恶心、呕吐,即刻测得血压为100/60mmHg,心率110次/min。 **任务**: 1.这位患者可能发生了什么? 2.作为实习生你应该做些什么护理措施? 3.这样的事件发生的原因有哪些? 4.如何避免此类事件的发生?
带教反思	通过带教老师精讲指点、案例分析、讨论,血透室实习生熟悉了血透过程中常见应急情况,熟悉了几个常见应急情况的预案要点,掌握了常见应急情况的发生原因、临床表现及 处理

三、实习生理论考核

血透室实习生考核大纲

1.总则:为了帮助实习生全面掌握血透室的理论知识与实践技能,提升其专业素养与综合能力,确保患者得到安全、有效的护理服务,特制定本考核大纲。

2.适用范围:血透室实习生。

3.制定原则:在制定过程中,应遵循科学性、实用性、层次性、公平公正以及反馈与改进等原则,确保大纲的科学性和有效性。通过合理设计和实施考核大纲,提升实习生的专业素养和实践能力,为血透室护理工作的顺利开展、确保护理质量、提升护士专业能力提供有力保障。

四、实习生操作考核

血透室主要在血液透析机上下机操作技术较多,因此该科室对实习生的HD+HP、HDF规范化操作项目的操作考核较为重视。科室将操作评分标准提供给实习生,让实习生提早做好练习。带教老师对操作过程中会出现的重点和难点给予现场演示和细节讲解,让实习生真正理解操作的含义,使操作流程更加顺畅、自然。操作评分表如标准8-3、表8-4所示。

表8-3 血透室HD+HP规范化操作评分标准

科室:_____ 姓名:_____ 得分:_____

项目分值	操作流程	备注	评分标准	分值	扣分	原因备注
素质要求	1.服装、鞋帽整洁		1项不符合要求扣0.5分	1		
	2.仪表大方,举止端庄		1项不符合要求扣0.5分	1		

项目分值	操作流程	备注	评分标准	分值	扣分	原因备注
素质要求	3.语言柔和恰当,态度和蔼可亲		1项不符合要求扣0.5分	1		
操作前准备	1.核对医嘱:姓名、病历号、床号、治疗模式、治疗时间、抗凝方式及剂量、血管通路、常规4项		1项不符合要求扣0.5分	5		
	2.机器准备:机器表面清洁无污渍,水路、电路正常连接,开机,核对机器内部消毒时间,核对浓缩液处方和有效期,AB管正确连接,开始自检		1项不符合要求扣0.5分	5		
	3.用物准备:透析器、灌流器、透析管路、一次性无菌血液回路、预充液、肝素钠注射液、消毒湿巾、手快消液、听诊器、手套		1项不符合要求扣0.5分	5		
	4.核对透析器:型号、生产日期、有效期,检查外包装有无污染、有无破损、有无漏气、保存液是否充足		1项不符合要求扣0.5分	3		

续表

项目分值	操作流程	备注	评分标准	分值	扣分	原因备注
操作前准备	5.核对灌流器:型号、生产日期、有效期、检查外包装有无污染、有无破损、有无漏气		1项不符合要求扣0.5分	3		
	6.核对透析管路:型号、生产日期、有效期,检查外包装有无污染、有无破损、有无漏气		1项不符合要求扣0.5分	3		
	7.核对一次性无菌血液回路:型号、生产日期、有效期,检查外包装有无污染、有无破损、有无漏气		1项不符合要求扣0.5分	3		
	8.灌流器静态肝素化:使用一次性注射器(规格2mL)抽取肝素100mg;去除针头回抽空气后将肝素注入灌流器;灌流器上下180°,缓慢反转10次,约20s;灌流器置于无菌巾内静置30min。灌流器标签:注明抗凝剂药名、剂量、时间		1项不符合要求扣0.5分	5		
	9.检查生理盐水预充液(生产日期、有效期、外包装有无破损、液体质量),将其悬挂于机器上		1项不符合要求扣0.5分	3		

续表

项目分值	操作流程	备注	评分标准	分值	扣分	原因备注
评估患者	1.安置患者体位,做好解释工作	为假肢内瘘穿刺,评估采用自问自答的方式,生命体征、疼痛评估、坠床、跌倒评估结果口述,内瘘评估应一听、二看、三触摸	体现人文关怀	3		
	2.评估的内容包括:神志、生命体征、浮肿,胸闷气急、家中用药情况、有无出血情况、主诉症状、疼痛评估、坠床、跌倒评估		1项不符合要求扣0.5分	5		
	3.内瘘评估		1项不符合要求扣0.5分	5		
灌流器、透析器及管路安装	1.洗手/手快消,将灌流器、透析器放置于支架上		不符合要求不得分	2		
	2.取出废液袋,将其悬挂于机器上		不符合要求不得分	1		
	3.取出动脉管路,固定动脉壶(倒置),重力预充补液侧管前动脉管路,关闭动脉端红色夹子	注意无菌操作	不符合要求不得分	2		
	4.启动血泵,预充动脉端管路,生理盐水排净动脉端透析管路空气后连接灌流器动脉端	注意无菌操作		2		

续表

项目分值	操作流程	备注	评分标准	分值	扣分	原因备注
灌流器、透析器及管路安装	5.取出一次性无菌血液回路,串联灌流器静脉端与透析器动脉端	注意无菌操作,透析器倒置	不符合要求不得分	2		
	6.取出静脉管路,连接一次性无菌血液回路,固定静脉壶,末端连接废液袋	注意无菌操作	不符合要求不得分	2		
	7.连接动、静脉压力传感器保护罩	注意无菌操作	不符合要求不得分	2		
灌流器预冲	1.夹闭串联管路夹子,单独预冲灌流器,启动泵速为200~300mL/min;预冲生理盐水2000mL		不符合要求不得分	3		
	2.动脉壶充满生理盐水后放正,调节动、静脉壶液面		不符合要求不得分	3		
	3.排净灌流器空气		不符合要求不得分,气体未排净不得分	5		
灌流器与透析器串联预冲	1.打开串联管路夹子,串联预冲		不符合要求不得分	2		
	2.设定血泵速度为100mL/min;预冲量达300mL进行透析器排气		不符合要求不得分	3		

续表

项目分值	操作流程	备注	评分标准	分值	扣分	原因备注
灌流器与透析器串联预冲	3. 设定血泵速度为250mL/min;达到膜内预冲量共600mL时停泵		不符合要求不得分	3		
	4.排净透析器空气		不符合要求不得分,膜内气体未排净不得分	5		
跨膜预冲	1.设定超滤量及时间(设定超滤300mL,时间10min)		不符合要求不得分	2		
	2.透析液旁路连接透析器(翻转透析器正放进行膜外排气),透析液填充;调节血泵速度设为250mL/min		不符合要求不得分,方向错误扣1分	3		
	3.打开超滤键开始模拟透析		不符合要求不得分	1		
	4.再次翻转透析器,静脉端在上,排尽空气		膜外气体未排净不得分,方向错误扣1分	3		
核对检查	检查管路连接正确与密闭;再次核对医嘱		不符合要求不得分	1		
用物处理	用物处理		不符合要求不得分	1		

续表

项目分值	操作流程	备注	评分标准	分值	扣分	原因备注
洗手	机器表面消毒,洗手/手快消		不符合要求不得分	1		
合计得分				100		

表8-4 血透室HDF规范化操作评分标准

科室:＿＿＿＿＿ 姓名:＿＿＿＿＿ 得分:＿＿＿＿＿

项目分值	操作流程	备注	评分标准	分值	扣分	原因备注
素质要求	1.服装、鞋帽整洁		1项不符合要求扣0.5分	2		
	2.仪表大方,举止端庄		1项不符合要求扣0.5分	2		
	3.语言柔和恰当,态度和蔼可亲		1项不符合要求扣0.5分	2		
操作准备	1.核对医嘱:姓名、病历号、床号、治疗模式、治疗时间、抗凝方式及剂量、血管通路、常规4项		1项不符合要求扣0.5分	5		

项目分值	操作流程	备注	评分标准	分值	扣分	原因备注
操作准备	2.机器准备:机器表面清洁无污渍,水路、电路正常连接,开机,核对机器内部消毒时间,核对浓缩液处方和有效期,AB管正确连接,开始自检		1项不符合要求扣0.5分	5		
	3.用物准备:透析器、透析管路、置换液泵管、消毒湿巾、手快消液、听诊器、手套		1项不符合要求扣0.5分	3		
	4.核对透析器:型号、生产日期、有效期,检查外包装有无污染、有无破损、有无漏气、保存液是否充足		1项不符合要求扣0.5分	3		
	5.核对透析管路:型号、生产日期、有效期,检查外包装有无污染、有无破损、有无漏气		1项不符合要求扣0.5分	3		
	6.核对置换液管路:型号、生产日期、有效期,检查外包装有无污染、有无破损、有无漏气		1项不符合要求扣0.5分	3		
透析器及管路安装	1.机器自检通过,洗手/手快消,将透析器倒置于支架上		方向错误,不符合要求不得分	2		
	2.取出废液袋,将其悬挂于机器上		不符合要求不得分	2		

续表

项目 分值	操作流程	备注	评分标准	分值	扣分	原因备注
透析器及管路安装	3.安装动脉管路至透析器血液入口端,固定动脉壶(倒置),关闭进液端口夹子		安装合理规范,不符合要求不得分	3		
	4.安装静脉管路至透析器血液出口端,固定静脉壶,末端连接废液袋		安装合理规范,不符合要求不得分	3		
	5.连接动、静脉压力传感器保护罩		不触碰传感器接口处	2		
置换液管路的安装	1.连接补液管路到置换液端口		不符合要求不得分	2		
	2.安装补液管路并连接到动静脉管路		不符合要求不得分	3		
管路预冲	1.选择动脉填充,进行管路预冲,预冲速度、预冲量设定正确		不符合要求不得分	5		
	2.动脉壶、静脉壶液面高低设置合理		不符合要求不得分	4		
	3.排净透析器空气		不符合要求不得分,膜内气体未排净不得分	5		

项目 分值	操作流程	备注	评分标准	分值	扣分	原因备注
跨膜预冲	1.连接透析液旁路,正确连接透析管路,进行透析液填充(翻转透析器正放进行膜外排气)		接头连接错误,方向错误,不符合要求不得分	5		
	2.设定超滤量及时间(超滤量300mL,时间10min)		不符合要求不得分	2		
	3.开始模拟透析		不符合要求不得分	2		
	4.再次翻转透析器,静脉端在上,排尽空气		膜外气体未排净不得分、方向错误扣1分	5		
核对检查	检查管路连接正确与密闭;再次核对医嘱		不符合要求不得分	5		
用物处理	用物处理		不符合要求不得分	2		
洗手	机器表面消毒,洗手/手快消		不符合要求不得分	2		
熟练程度	动作准确、熟练,遵循无菌原则		不符合要求不得分	10		
提问	透析器破膜处理		不符合要求不得分	8		
合计得分				100		

参考文献

[1] 郑欣.头静脉弓狭窄的研究进展[J].肾脏病与透析肾移植杂志,2023,32(1):84-89.

[2] 郝晶.透析后自体内瘘周围皮下血肿的分析及护理 [J].中国血液净化,2006,5(7):405.

[3] 贺延波.血液透析中新瘘穿刺及血肿处理的护理体会[J].中国现代药物运用,2015,9(5):190-191.

（陈芳）

第九章

神经外科实习生带教手册

本章旨在帮助实习生掌握神经外科常见疾病的病因、临床表现、治疗原则及护理措施;学习神经外科的基本操作(如微泵及心电监护的使用,脑出血、脑梗及各种颅内肿瘤术后的观察要点);提高医护、医患之间的沟通应变技巧,以及团队成员之间的协作能力;通过一对一带教,针对不同实习生给予不同的带教方式,定期听取实习生的反馈,并给予解答指导;在带教老师指导下选取典型案例,进行深入分析讨论并汇报。

一、科室介绍

神经外科是医院中一个重要科室,承担各类危重、疑难患者的救治工作,如重度、复杂颅脑损伤,中枢神经系统肿瘤等(如大型听神经瘤、颅底巨大脑膜瘤、松果体肿瘤、垂体腺瘤、三叉神经痛、面肌痉挛等),以及脑血管疾病(如脑动脉瘤、脑血管畸形、颅内动脉海绵窦漏,脑动脉狭窄)等等的患者。

二、实习生带教计划

神经外科实习生带教计划如表9-1所示。

表9-1　神经外科实习生带教计划

周次	知识目标		技能目标		素质与思政目标	阶段性任务
	专科护理	基础护理	专科护理	基础护理		
第一周	1.熟悉科室环境布局、规章制度、工作流程、各班的职责；2.铺备用床、为卧床患者更换床单，熟练进行患者的晨间护理	1.知道垃圾分类、锐器处理的方法；2.掌握手卫生、无菌操作；3.规范患者生命体征的测量	能在带教老师指导下使用：耳温计、电子血压计、脉搏血氧饱和度仪	1.能说出T、P、R、BP、SO_2的正常值；2.学会观察患者的瞳孔变化	素质目标：具有尊重患者、爱护患者的意识；良好的敬业精神和伦理道德行为。思政目标：1.树立热爱专业、坚持不懈、勇于奉献的精神；2.培养实习生与患者及其家属进行有效沟通的能力；3.培养实习生整体护理意识	总结本周实习体验及未来几周的实习目标

续表

周次	知识目标		技能目标		素质与思政目标	阶段性任务
	专科护理	基础护理	专科护理	基础护理		
第二周	掌握壁式吸氧、氧气雾化吸入的操作	1.神经外科常见的口服药物及其注意事项; 2.各类检查单的宣教及注意事项	1.掌握口罩、会阴护理、翻身、叩背的方法; 2.掌握患者入院、转科流程,掌握入院、出科宣教	1.掌握静脉输液; 2.掌握血糖仪的使用		小讲课
第三周	1.熟悉神经外科常见静脉药物及其注意事项; 2.掌握青霉素、头孢类药物等皮试液配置及皮试注意事项	掌握气压泵、微量泵注射等操作方法	掌握神经外科患者肌力的评估	能在带教老师指导下掌握以下操作项目:肌注、皮下注射、静脉采血、各类标本的采集、静脉留置针		1.教学查房; 2.理论考试; 3.完成操作考试 4.实习鉴定书写
第四周	掌握神经外科常见疾病的临床表现,护理要	掌握以下操作项目:鼻饲、更换引流袋	掌握腰穿,DSA术前、术后,鼻饲置管前后	掌握以下仪器使用:心电监护仪、心电图机		1.实习生与带教老师工作互评

续表

周次	知识目标		技能目标		素质与思政目标	阶段性任务
	专科护理	基础护理	专科护理	基础护理		
第四周	点、治疗原则及健康宣教		的注意事项			2.完成实习计划,并放入实习手册

神经外科教案如表9-2所示。

表9-2　神经外科教案

带教重难点及策略	**重点:** 1.明确选择护理工作的初心与使命,理解护理工作的意义。 2.掌握脑出血、脑梗、脑膜瘤、胶质瘤、椎管占位、垂体瘤、脑动脉瘤、脑血管狭窄、脑外伤等相关的理论知识及护理要点。 3.掌握神经外科常见操作技能,如:留置针穿刺、静脉采血、雾化吸入、吸痰操作、心电监护、微泵使用、呼吸机使用等。 4.提高临床沟通能力,学会礼貌用语,尊重患者,保护患者的隐私,避免发生因沟通不畅引起的护患纠纷事件。 **处理:** 1.全面了解实习生的概况,如职业选择原因、个性、爱好等,定期开展实习生活分享会,让实习生各抒己见,把各自实习中遇到的困难、感动和收获拿出来进行交流。平时要学会理解、关爱实习生,尊重他们的选择,让他们不断反思,当遇到困难时,鼓励其不断提高自己的专业素养和应对能力,学会换位思考,理解患者的需求和感受。带教老师要带领实习生参加护理工作的各个环节,让其充分体会到平凡的护理工作是医疗体系中不可或缺的一环,是连接医生与患者之间的桥梁,是医疗效果的保障

带教重难点及策略	2.要求实习生根据每周实习计划对相关理论知识进行复习,在临床带教过程中加强理论联系实际,随时进行理论知识的现场考核。带教老师应根据当日的带教内容对各自的实习生进行总结,重点内容进行抽考。 3.带教老师一对一、手把手带教,放手不放眼。在进行各项护理操作前,带教老师应先把详细规范的流程及注意事项重新指导一遍,演示一遍,再让实习生进行独立操作。 4.护理实习生从学校进入临床实习,与患者进行沟通时由于学校的沟通技巧学习过于理论化,不能与真实的护理实践相适应,沟通技巧的临床应用受到限制。带教老师应针对临床案例教导实习生提前收集沟通前素材,如患者的化验数据、检查数据、用药和治疗要求等信息,现场示范具体的沟通方法后由实习生独立完成同类沟通,提高实习生的自信心,并取得患者的信任。另外,还应将团队意识、团队协作、团队沟通纳入沟通能力培养内容中去。仅凭个人能力是无法完成整个病区的患者护理的,因此,团队沟通至关重要。带教老师应带领实习生临床现实说法,与患者及其家属、与工作团队的其他成员进行沟通。 **难点:** 实习生的护理风险管理。 **处理:** 1总带教老师应在实习生入科后对本科室进行概述性的讲座,并将讲座内容制作成多媒体课件。课件主要介绍科室特色、实习期间的要求、疾病收治种类、职业防护及如何避免一些不安全因素等。通过这样的方式,可消除实习生的陌生感,同时也使其对神经外科有初步的了解。 2.介绍带教老师的情况,并要求每位实习生留下联系方式,以便出现特殊情况时能及时联系,如临时护理查房、科室危重患者的抢救等。 3.随着社会进步,患者与家属对护理质量的要求越来越高,故患者与家属会提出各种各样的问题。带教组长应告知实习生掌握沟通的技巧,使其认识到遇到自己不能回答的问题时,不要随

续表

带教重难点及策略	便回答,以免引起护患纠纷;实习生也要学会保护自己,避免临床工作中出现一些不和谐的因素。 4.带教老师除要教授临床知识与技能外,还要言传身教,教会实习生如何礼貌待人。在为患者做任何处置前,应与患者沟通,取得患者与家属的配合。学会礼貌用语,尊重患者,保护患者的隐私
学习任务和典型的案例	**案例**:患者,男,46岁,患者同事诉4h余前在家中发现患者神志不清,无法言语,呼之可有回应,行走不能,至外院查头颅CT示:"左侧基底节区、额叶急性出血灶",建议转至上级医院就诊。120转至我院急诊。转运途中,患者恶心呕吐1次,呕吐物见咖啡色样物质。颅脑+胸部CT平扫:1.左侧基底节区血肿。2.右肺多发感染灶,VP-RADS 2类。脑动脉CT成像(CTA):脑动脉硬化改变。附见:左侧基底节血肿。鼻旁窦炎症。现为进一步手术治疗,拟以"脑出血"收入我科。完善术前准备后在全麻下行"颅内血肿清除+置管引流+颅内压监护植入术",术后转监护室,病情稳定后转入我科。现患者昏睡,失语,鼻导管吸氧1L/min,呼吸平稳,喉头未闻及明显痰鸣音,无咳嗽咳痰,胃管置入60cm,未见鼻饲流质返流现象,无恶心呕吐,头部敷料包扎干燥,头部硅胶管一条,引流通畅,呈血性,颅内压监护管一条接颅内压监护仪,留置导尿通畅,尿色清,右侧无自主活动,刺痛有回缩,左侧肢体活动存在,右髋部色素沉着,尾骶部皮肤完整。心电监护示:心律齐。颅内压:10.1~16.3mmHg。注射0.9%生理盐水25mL+乌拉地尔针25mg 5mL/h iv-vp。 **任务:** 1.这位患者脑出血后出现了哪些临床症状? 2.脑出血手术后应该如何进行护理? 3.作为实习生你应该如何观察患者的病情变化? 4.为预防再次发生脑出血的风险,应如何对该患者进行健康宣教?
带教反思	通过带教老师精讲指点、案例分析、讨论,实习生了解了神经外科疾病的常见发病原因和临床表现,知道了神经外科疾病治疗和护理的要点,掌握了神经外科常见药物作用及副作用、常见辅助检查及临床意义

三、实习生理论考核

神经外科护理实习生考核大纲

1.总则：为全面了解并客观、公正地评价实习生的实习效果、工作能力、工作态度，提高实习生工作积极性，特制定本考核大纲。

2.适用范围：神经外科实习生。

3.制定原则：使实习生在神经外科实习期间通过带教老师的知识传授获得系统性的护理工作知识。在短暂的实习工作中，师生能相互督促完成带教实习任务，并取得良好的实习效果。

四、实习生操作考核

神经外科面对的均是病情急、危、重的患者，这些患者不管是保守治疗，还是手术治疗，大多数需要使用心电监护及微泵。因此神经外科对这类的操作考核较为重视。科室将操作评分标准提供给实习生，让实习生提早做好练习，带教老师对操作过程中会出现的重点和难点给予现场演示和细节讲解，让实习生真正理解操作的含义，使操作流程更加顺畅、自然。神经外科操作考核评分标准如表9-3、表9-4所示。

表9-3 心电监护操作考核及评分标准

科室：_____ 姓名：_____ 得分：_____

项目		程序	完成	未完成	
				未做	错误
自身准备		洗手			
		戴口罩			
操作步骤	准备	用物准备			
		评估患者			
		核对			
		解释			
		戴手套			
		安置患者体位：平卧位或舒适体位			
	心电	选择粘贴电极片的皮肤[1]			
		先将导线与电极片相连接，再将电极片贴在患者身上			
		部位正确：5导联[2]或3导联[3,4]★			
	氧饱和度	氧饱和度部位选择：食指最常用。选用指甲条件好的手指（根据选用的探头不同，也可以选择耳垂、鼻尖等部位）			
		正确放置氧饱和度探头[5]★			
	创血压	无创血压模式选择：成人、儿童、新生儿			
		放置血压袖带：按照要求对好标记（标记对准肱动脉搏动处），袖带绑在肘关节上2~3cm处，松紧度以容纳1指为宜，快速测定STATBP★			
		测量时用于测量血压的肢体应与患者的心脏置于同一水平位置			

114

项目		程序	完成	未完成	
				未做	错误
操作步骤	各参数及报警调节	选择合适的导联:最常见的是Ⅱ导联心电图			
		调整振幅:SIZE的调整			
		调整波形的清晰度①FILTER(过滤):降低了由于其他设备生产的伪差和干扰;②DIAG-NOSIS(诊断):一个未经过滤液的ECG,显示最真实的ECG波;③MONITOR(监护):用于正常监护状态中,可滤除可能导致报警的伪差			
		选择波速:心电监护波形走速为25mm/s			
		心率在自身心率上下的30%★			
		血压应根据医嘱要求、患者的病情及基础血压设置,一般±20%,选择血压测量模式:手动MANNUAL、自动AUTO和自动间隔时间★			
		氧饱和度根据病情(COPD患者、ARDS患者和一般肺部感染的患者)设置,一般为95%~100%★			
素质要求		仪表端庄、动作轻巧、熟练、有条不紊			
		妥善安置患者,解释监护仪使用中的注意事项			
		操作中注意与患者交流,体现人文关怀			
		操作者熟知心电监护使用注意事项,能正确判断各参数测量异常的原因[6,7,8]☆			
结果		未做件数:错误件数:未通过加★号件数:			

注:

1.选择粘贴电极片的皮肤:无破损、无任何异常的部位,必要时剃除毛发,擦洗干净,用电极片上的备皮纸去掉死皮。避开深静脉置管及除颤位置(右锁骨下方与心尖部)。

2.5导联电极片的部位:右上与左下电极为呼吸电极。

1)左臂电极(LA):左锁骨中线锁骨下或左上肢连接躯干的部位。

115

2)右臂电极(RA):右锁骨中线锁骨下或右上肢连接躯干的部位。

3)左腿电极(LL):左锁骨中线第6、7肋间或左髋部。

4)参照电极(RL):右锁骨中线第6、7肋间或右髋部。

5)胸部电极(V):心电图胸导联的位置。

3.3 导联电极片的部位:

1)左臂电极:左锁骨中线锁骨下或左上肢连接躯干的部位。

2)右臂电极:右锁骨中线锁骨下或右上肢连接躯干的部位。

3)左腿电极:左锁骨中线第6、7肋间或左髋部。

4.心电图胸导联的位置:

V1:双乳头连线,胸骨柄右侧。

V2:双乳头连线,胸骨柄左侧。

V3:V2与V4连线的中点。

V4:左锁骨中线与第5肋间交点处。

V5:左腋前线与V4同一水平。

V6:左腋中线与V4同一水平。

V7:左腋后线与V4同一水平。

V8:脊柱旁与V4同一水平。

5.正确放置氧饱和度探头:红外线光源对准指甲,选用指套应松紧适宜,避免造成局部压疮。

6.氧饱和度的监测:如果波幅很小,说明读数可信度很低。氧饱和度监测不出及测量误差的原因如下。

1)指甲条件不良:如灰指甲、涂指甲油等。

2)动脉内血流下降:休克、低温,应用了血管活性药物,贫血。

3)受血液内或皮肤上其他物质的干扰。

4)周围环境的强光线的干扰(可用不透光的物质遮盖传感器)。

7.血压监测:以下这些状况可使测压不可靠或测压时间延长:

1)患者移动、发抖或者痉挛;

2)心律失常,极快或极慢的心率;

3)血压迅速变快;

4)严重休克或者体温过低;

5)患者肥胖和水肿。

8.注意事项:

1)监护仪的报警可以分为:一级报警(红色);二级报警(黄色);技

术报警。

2)监护仪报警设定的原则:①患者的安全。②尽量减少噪声干扰。③不允许关闭报警功能,除非在抢救时才可以暂时关闭。④报警范围的设定不是正常范围,而应是安全范围。

3)报警音量的设置必须保证护士在工作范围之内能够听到。报警范围应根据情况随时调整,至少每班检查一次设置是否合理。

9.心电监护考试总分100分,分27件考点,其中加★号考件5分,加☆号考件12分,其余项为3分。总分低于90分,为不合格。

表9-4　微泵操作及评分标准

科室:＿＿＿＿＿姓名:＿＿＿＿＿得分:＿＿＿＿＿

项目		程序	完成	未完成	
				未做	错误
仪态仪表		洗手:六步洗手法[1]			
		戴口罩[2]			
操作前准备		用物准备及质量检查[3]			
操作步骤	准备	核对患者[4]			
		解释:应用微泵的原因[5]			
		询问过敏史			
		询问大小便			
		取舒适体位			
		置微泵于床旁桌上或固定于床栏上			
		插上电源			
		打开电源开关			
		戴手套			
	过程	将注射器与连接管连接排气至注射器乳头			
		置注射器于微泵卡挡内			
		确认注射器已正确固定[6]★			
		设置输液速度			

117

续表

项目		程序	完成	未完成	
				未做	错误
操作步骤	过程	使用"快速"键再次排气[7]			
		再次核对患者信息			
操作步骤	过程	与患者输液端连接			
		按"开始"键,开始推注药液			
		安置患者,整理床单位			
		关照患者注意使用安全[8]			
		脱手套			
		洗手:六步洗手法[1]			
		记录微泵内药物的推注速度、时间并签全名			
		微泵推注过程中,注意观察输注情况[9]			
		掌握常见报警的处理方法[10]			
	停用	药液输注完毕后按"停止"键,关机			
		戴手套			
		脱开乳头端连接输液,必要时拔针			
		安置患者,整理床单位			
		整理用物			
		脱手套、洗手:六步洗手法[1]			
		记录输注结束时间			
操作熟练程度		动作熟练、轻巧、稳重、有条不紊			
注意事项		按键使用指腹			
		当需要调整各项数据时,应先按"暂停"键			
		延长管如连续使用24h须重新更换			
人文关怀		仪表端庄,操作中注意与患者交流,关心患者			
结果		未做件数:错误件数:未通过加★号件数:			
		总点评:			

注：

1.未洗手或六步洗手法不规范、顺序凌乱均为错误。

2.未戴口罩扣2.5分，佩戴口罩不规范酌情扣分。

3.遵循三查八对原则，按医嘱准备药液。检查一次性物品质量，准备微泵、延长管、注射盘、无菌盘(无菌盘内放置抽好药液的针筒)、垃圾桶。一样物品未准备或准备错误扣1分，最多扣2.5分。

4.核对患者须采取询问姓名、核对腕带2种方法，未核对或仅使用1种方法均为错误。

5.应用微泵的原因：控制药液输入浓度、时间和输入总量。未解释为错误，解释不合理酌情扣分，最多扣2.5分。

6.注射器圈边未插入微泵的圈边固定槽中，注射器未严密贴合于微泵上，注射器乳头未紧靠微泵仪器，微泵拉钩下方按钮未处于完全弹出状态，微泵上"注射器"下方图案有闪烁报警。其中1项未检查或错误扣1分，以此类推，最多扣5分。

7."快速"键正确使用：应先按"暂停"键再连续按2次"快速"键，第2次按住不放；或同时按"快速"及"总量"键(在"启动"状态下)。错误酌情扣分。

8.微泵使用安全包括：勿随意移动仪器，勿随意触碰按键，如遇报警及时呼叫护士。未说明为错误，说明不合理酌情扣分，最多扣2.5分。

9.观察内容包括：输液是否通畅，输液处有无外渗、红肿及疼痛，微泵是否正常运作。以提问形式考核，回答不全酌情扣分。

10.微泵常见报警包括堵塞报警、电池欠压报警、注射完毕报警、遗忘操作报警，注射器推杆安装错误报警以提问形式抽考1项，包括报警形式及处理方法。

11.注意事项考核在操作过程中观察，未使用指腹按键扣2.5分，调整数据时未先按"暂停"键扣2.5分。

12.微泵考试总分100分，分39件考件，其中加★号考件5分，其余项为2.5分，总分低于90分，为不合格。

参考文献

[1]　薛雷,钱韦韦.PBL、CBL 教学法在神经外科护理带　教

中的效果 [J]. 中国继续医学教育, 2021, 13(23): 32–35.

[2] 邵宇, 蒋伶俐, 刘玉梅, 等. 微课+病例分析的 FCM 模式在神经外科护理带教 中的应用 [J]. 西南国防医药, 2020, 30(2): 139–140.

[3] 于利, 叶碧玲, 袁君, 等. 思维导图培训在神经外科护理实习生中的应用效果[J]. 国际护理学杂志, 2020, 39(6): 992–995.

（钟丹妮）

第十章

脊柱外科实习生带教手册

本章旨在帮助实习生掌握脊柱外科常见疾病的病因、临床表现、诊断方法和治疗原则;学习脊柱外科基本操作(如肌力评定、脊柱疾病围手术期护理、并发症观察等);理解并应用患者评估、制订护理计划、监测病情变化的能力;提升与患者及其家属的沟通技巧,以及与其他医疗团队成员的协作能力;在带教老师的指导下选取典型病例,进行个案分析;定期进行学习进度评估,鼓励实习生自我反思,提供及时反馈。

一、科室介绍

脊柱外科是专门研究和治疗脊柱疾病的医学领域,涉及从颅底到骶尾部的所有脊柱病变,主要收治脊柱退行性疾病、脊柱畸形、脊柱肿瘤、脊柱感染、脊柱外伤等患者。

二、实习生带教计划

脊柱外科实习生带教计划如表10-1所示。

表 10-1　脊柱外科实习生带教计划

周次	知识目标		技能目标		素质与思政目标	阶段性任务
	专科护理	基础护理	专科护理	基础护理		
第一周	1.能熟悉科室6s定位,说出责班职责;2.能说出消防安全知识涵盖的内容;3.能说出骨科常见药物及其注意事项	1.知道垃圾分类、锐器处理;掌握手卫生洗手指征和洗手方法;2.知道如何使用耳温机、电子血压计、氧饱和度仪、血糖仪	能在带教老师的指导下处理出院患者	1.能独立测量患者生命体征及血糖,并能及时汇报异常值;2.能独自铺备用床和麻醉床	素质目标:具有尊重患者、爱护患者的意识;良好的敬业精神和伦理道德行为。思政目标:1.树立热爱专业、坚持不懈、勇于奉献的精神;2.培养与患者及其家属进行有效沟通的能力;3.培养实习生整体护理意识	
第二周	1.能说出骨科常见检查单的宣教及特殊检查的注意事项	1.能说出3种饮食宣教内容	1.能模仿带教老师予患者行四肢肌力评定	1.能独立行会阴护理		小讲课

续表

周次	知识目标		技能目标		素质与思政目标	阶段性任务
	专科护理	基础护理	专科护理	基础护理		
第二周	2.能说出肌力评定分级; 3.能解释什么是轴向翻身	2.能列举哪些患者需要会阴护理及频次	2.能在老师从旁指导下予脊柱疾病患者进行轴向翻身; 3.能独立完成予患者心电监护	2.能独立予患者吸氧、雾化吸入,操作规范		
第三周	1.能说出腰椎间盘突出患者的临床表现; 2.能说出接送手术患者的流程	1.能识别患者疼痛级别; 2.能识别高危跌倒患者及相关因素	在带教老师陪同下,完成2例腰椎手术患者的接待	1.能独立完成青霉素皮试液配置; 2.能独立完成对患者的疼痛评分; 3.能主动为高危跌倒患者进行预防措施宣教		1.实习生与带教老师工作互评; 2.理论考试; 3.实习鉴定书写; 4.完成操作考试
第四周	1.能说出颈椎病的分型及临床表现	能说出颈椎术后护理要点	1.能主动指导术后患者进行踝泵运动	在带教老师陪同下能独立完成皮下、		1.教学查房; 2.完成实习计

续表

周次	知识目标		技能目标		素质与思政目标	阶段性任务
	专科护理	基础护理	专科护理	基础护理		
	2.能说出VTE预防措施		2.能独立完成心电图机操作	皮内、肌肉注射操作		划,并放入实习手册

脊柱外科教案如表10-2所示。

表10-2　脊柱外科教案

带教重难点及策略	**重点：** 1.掌握胸腰椎疾病、颈椎疾病围手术期护理及并发症预防,脊柱疾病体位摆放、翻身方法。 2.掌握骨科专科治疗的护理,如:皮牵引、骨牵引、石膏固定护理等。 3.掌握骨科常见护理操作技能,如:留置针穿刺、静脉采血、雾化吸入等。 **处理：** 1.脊柱外科手术前后的护理 手术前后的护理是带教的重点内容之一。带教老师应详细讲解术前准备事项、术中配合要点和术后护理的注意事项。特别要关注术后患者的病情观察、疼痛管理、肌力感觉观察、预防感染等方面的工作,确保患者能够顺利康复。 2.并发症预防与护理 脊柱外科手术后,患者可能会出现一系列并发症,如感染、深静脉血栓等。带教老师应教授实习生如何识别并发症的早期症状,及时采取预防措施并进行有效护理,降低并发症的发生率。 3.康复锻炼与宣教方法 康复锻炼对于脊柱外科患者的恢复至关重要。带教老师应指导实习生为患者制订个性化的康复计划,以教会患者正确的锻炼方法和注意事项

带教 重难 点及 策略	**难点：** 调动实习生学习的积极性和有效性。 **策略：** 1.挑选有资质的带教老师，一对一、手把手带教，将工作中点点滴滴的操作按照流程细致入微地进行带教。 2.在带教过程中，可采用多元一体化教学，增强实习生职业防护意识。开展模拟案例分析、运用激励教学法等多种教学方法，有效巩固实习生理论知识和操作技能，提升实习生的团队合作精神。除此之外，还可以通过角色扮演、小组讨论等方式激发实习生的学习兴趣和积极性。同时，鼓励实习生积极参与临床实践，发现问题、解决问题，培养他们的独立思考和创新能力。 3.定期收集实习生对带教工作的反馈意见，及时调整教学策略和方法。组织带教老师进行经验交流和分享，相互学习，共同提高
学习 任务 和典 型的 案例	**案例：**患者，男，76岁，腰背部酸胀痛不适，伴左下肢放射痛及麻木感2月余，曾于我院行腰3-骶1椎间盘CT平扫：1.腰椎退行性改变伴序列不稳；L4椎体轻度向前滑移；2.L4/5椎间盘变性伴积气，严重影响日常生活。今患者转来我院就诊，2023-10-23门诊拟以"腰椎间盘突出症(L4/5)、腰椎滑脱"收住入院。 2023-10-25 14:15患者在全麻下行"后入路椎间盘切除+椎板切除减压+滑脱复位内固定+横突间植骨融合内固定术"，术后患者神志清，情绪稳定，腰背部切口敷料外观干燥，切口间歇性酸胀痛，稍肿胀，左小腿后方、外踝附近、足背外侧、足底皮肤触、痛觉减退，左足趾及踝跖屈部分抗阻力。切口引流管2根接袋，引流通畅，留置导尿通畅，尿色清，术后医嘱予Ⅰ级护理，禁食禁饮6h后予低盐膳食，平卧位，测成人早期预警评分，鼻导管吸氧2L/min，呼吸平稳，心电监护示：房颤心律。汇报医生，继续观察病情变化。 21:00患者引流量左侧250mL，右侧100mL，血性。测血压100/55mmHg，心率78次/min，氧饱和度98%

续表

学习任务和典型的案例	22:05引流管引流液新增左侧100mL,右侧50mL,均血性。测血压90/55mmHg,心率88次/min,氧饱和度98%。予补液、输血治疗。 2023-10-26 3:15患者恶心、呕吐1次,吐出胃内容物。患者切口引流液左侧共400mL,右侧共220mL,均淡血性。血压90/55mmHg,心率88次/min,氧饱和度98%,体温36.2℃。医嘱予盐酸甲氧氯普胺针对症治疗,观察其恶心、呕吐有无好转,注意口腔卫生。 4:00患者自诉恶心感较前缓解,现无呕吐情况,呼吸平稳。 患者饭后突发头部持续性胀痛,偶有头晕、恶心,护士至床旁,发现患者在端坐吃饭,引流液突然从50mL增至250mL,清亮色。立即汇报医生,血压108/58mmHg,心率95次/min,氧饱和度98%,体温37.2℃。医嘱予静脉补液、昂丹司琼等对症治疗,继续观察病情变化。 **任务:** 1.这位患者术后发生了什么? 2.术后第一天中午,患者突发引流液增多,作为实习生当时能做些什么? 3.发生后临床有哪些护理要点?
带教反思	通过带教老师精讲指点、案例分析、讨论,实习生了解脊髓损伤患者护理诊断,掌握护理措施,了解脑脊液漏的临床表现,掌握脑脊液漏患者护理和颅骨牵引护理

三、实习生理论考核

脊柱外科护理实习生考核大纲

1.**总则:**为全面了解并客观、公正地评价实习生的实习效果、工作能力、工作态度,提高实习生工作积极性,特制定本考核大纲。

2.适用范围:脊柱外科实习生。

3.制定原则:使实习生在脊柱外科实习期间通过带教老师的知识传授获得系统性的护理工作知识,在短暂的实习工作中,师生能相互督促完成带教实习任务,并取得良好的实习效果。

四、实习生操作考核

脊柱外科患者术后在肌力观察及保持呼吸道通畅、舒适的操作较多,因此脊柱外科护理人员对这类项目的操作考核较为重视。科室将操作评分标准提供给实习生,让实习生提早做好练习,带教老师对操作过程中会出现的重点和难点给予现场演示和细节讲解,让实习生真正理解操作的含义,使操作流程更加顺畅、自然。操作评分标准如表10-3、表10-4所示。

表10-4　氧气雾化吸入操作考核及评分标准

项目	程　　序	完成	未完成	
			未做	错误
自身准备	仪表端庄			
	六步洗手法洗手			
	戴口罩			
操作前准备	用物准备及质量检查			
	患者准备:确认身份,核对腕带,床号及病历号			
	向患者或家属解释治疗目的及配合内容			
	环境准备:清洁、安全、无火源			
操作步骤	评估患者呼吸音[1]			
	教患者深呼吸[2]和有效咳嗽咳痰方法★			

续表

项目	程　　序	完成	未完成	
			未做	错误
操作步骤	安置患者体位:取合适的半坐卧位或坐位			
	关氧气表开关			
	将氧气表插入壁式吸氧孔			
	装"圣诞树"			
	将雾化器的接气口和"圣诞树"连接			
	放入雾化药物			
	氧流量调至4~8L/min			
	将吸嘴放入口中。紧闭嘴唇深吸气,用鼻呼气★			
	观察[3]★			
	治疗毕,停氧			
	安置患者,协助漱口,擦净鼻面部,取舒适体位			
	再次评估★			
	用物处置			
	六步洗手法洗手			
	记录			
	关流量开关			
	拆湿化瓶			
	卸氧气表			
操作步骤	安置患者			
	用物处置			
	六步洗手法洗手			
注意事项	雾化器应垂直拿取			
	禁止在雾化吸入边上吸烟或燃明火			
	雾化吸入前半小时尽量不进食,避免雾化吸入过程中气雾刺激,引起呕吐			

续表

项目	程序	完成	未完成	
			未做	错误
	每次雾化完后要帮患者喂水喝或者漱口,防止口腔黏膜二重感染			
操作熟练程度	动作轻巧、稳重、有条不紊			
人文关怀	操作中注意与患者交流,关心患者			
结果	未做件数: 错误件数:			
	未通过加★号件数:			
	总点评:			

注:

1.听诊两肺呼吸音。一般是由肺尖开始,从上而下,从内而外,两侧对比。支气管呼吸音:听诊部位为喉、胸骨上窝、背部第6,7颈椎及第1,2胸椎附近。

2.深呼吸运动是鼓励患者经鼻腔深吸气以达到肺部最大程度的再膨胀,并与空气湿化,再经缩拢的两唇间呼出的过程。

3.雾化吸入方法是否正确,有无剧烈刺激性咳嗽,有无呼吸困难,有无支气管痉挛,必要时减少雾量或停止雾化吸入。

4.雾化吸入操作考试总分100分,36件考件,其中加★考件5分,其余项2.5分。总分低于90分,为不合格。

表10-5 肌力评定操作及评分标准

项目	程序		完成	未完成	
				未做	错误
仪态仪表	洗手				
操作步骤	准备	核对患者			
		解释			
		取合适体位			

续表

项目		程　　序	完成	未完成	
				未做	错误
操作步骤	过程	充分暴露被检查的肢体			
		观察肌肉外观轮廓,比较健患侧肢体的对称性(必要时测量两侧肢体的周径大小)★			
		指导患者抬高肢体,观察并判断★			
		根据判断结果,指导肢体平移或施加阻力★			
		对不能完成肢体平移者,触摸肢体,观察有无肌肉收缩★			
		作出最终肌力的判断			
		安置患者,整理床单位			
		洗手			
		记录			
操作熟练程度		动作熟练、轻巧、稳重、有条不紊			
人文关怀		操作中注意与患者交流,关心患者			
相关知识		肌力评定的适用范围:由制动、运动减少、肌肉病变、神经病变、关节疾病或其他原因引起的肌力减弱及肌肉功能障碍			
		肌力评定的禁忌证:关节不稳、骨折未愈合又未做内固定、急性渗出性滑膜炎、严重疼痛、关节活动范围极度受限、急性扭伤、骨关节肿瘤			
		肌力评定的注意事项:避免在疲劳时、运动后、饱餐后进行检查;体检时尽量减少肢体与支撑面之间的摩擦,必要时使用滑石粉;体检时应给予适当的鼓励,提高患者的主观能动性,获得真实的检查结果			

续表

项目	程　　序	完成	未完成	
			未做	错误
相关知识	肌力结果的判断： 0级　完全瘫痪,测不到肌肉收缩。 1级　仅测到肌肉收缩,但不能产生动作。 2级　肢体能在床上平行移动,但不能抵抗自身重力,即不能抬离床面。 3级　肢体可以克服地心引力,能抬离床面,但不能抵抗阻力。 4级　肢体能做对抗外界阻力的运动,但不完全。 5级　能完成运动并能克服充分的阻力与健侧相近			
结果	未做件数:　　　　错误件数:　　　　未通过加★号件数:			
	总点评:			

注:

操作考试总分100分,分19件考件,其中加★号考件10分,其余项为4分。相关知识以提问形式考核,回答不全酌情扣分。总分低于90分,为不合格。

参考文献

[1] 黄春霞,陈小燕,杨小丽.多元一体化教学法用于临床护理带教的效果评价[J].护理学杂志,2018,33(15):13-15.

[2] 秦林凤,贾勤.情景模拟教学法在骨科护理带教的应用价值体会[J].中国高等医学教育,2022(12):108-109.

[3] 杨敏聪.案例教学法在骨科见习生护理带教中的应用效果[J].中国基层医药,2018,25(15):2025-2027.

(陈项琳)

第十一章

乳腺外科实习生带教手册

本章旨在帮助实习生掌握乳腺外科常见疾病的病因、临床表现、诊断方法和护理要点;学习乳腺外科基本护理操作,如更换负压引流装置、输液港维护等。

一、科室介绍

乳腺外科主要收治患有乳腺相关疾病的患者。乳腺外科通常进行乳腺良、恶性肿瘤的手术治疗,乳腺癌的化学治疗,以及乳房整形美容等。

二、实习生带教计划

乳腺外科实习生带教计划如表11-1所示。

表11-1　乳腺外科实习生带教计划

周次	知识目标		技能目标		素质与思政目标	阶段性任务
	专科护理	基础护理	专科护理	基础护理		
第一周	1.熟悉科室环境布局、劳动纪律、规章制度、各班职责；2.了解科室常见的药物及其用药注意事项	1.知晓垃圾分类、锐器处理方法；2.充分理解无菌观念；3.掌握手卫生洗手指征和洗手方法	掌握以下仪器的使用：耳温计、电子血压计	1.能正确说出 T、P、R、BP、SO_2 的正常值；2.掌握各种患者床单位的更换方法和麻醉床的铺法	素质目标：1.掌握本科室的相关理论知识；2.具备自主学习能力，能够独立思考、发现问题、解决问题，并具备创新意识；3.具备实践操作能力，能够将所学知识应用于实际生活中，具备解决实际问题的能力；4.具备良好的沟通能力和团队合作精神	总带教老师对实习生入科后进行科室环境、制度等的相关介绍

续表

周次	知识目标		技能目标		素质与思政目标	阶段性任务
	专科护理	基础护理	专科护理	基础护理		
第二周	熟悉本科室常见的相关疾病：乳腺癌、乳腺炎、乳腺纤维腺瘤、乳腺增生症	熟悉各类检查单的宣教及注意事项	掌握患者入院、出院流程	1.掌握以下操作项目：肌注、皮下注射、吸氧、雾化吸入；2.掌握以下仪器使用：心电监护仪、心电图机	思政目标：3.培养实习生的奉献、诚实等道德品质，使他们在日常工作及生活中能够遵守道德规范，做到自律自强，积极向上；4.帮助实习生树立正确的人生观、世界观和价值观，明确自己的目标与追求	组织实习生参加科室小讲课
第三周	熟悉输液反应的表现及处理流程	掌握各种引流管的护理：胸壁引流管、腋下引流管、导尿管	掌握青霉素皮试液配置及皮试注意事项	1.掌握以下操作项目：静脉输液、静脉采血、留置针输液		1.实习生与带教老师工作互评

周次	知识目标		技能目标		素质与思政目标	阶段性任务
	专科护理	基础护理	专科护理	基础护理		
第三周				2.掌握以下仪器的使用方法：壁式及电动负压吸引器、等离子空气消毒净化器		2.理论考试；3.出科评价书写；4.操作考试
第四周	掌握乳腺癌术后患者的护理要点及并发症处理	掌握乳腺癌术后患肢分阶段功能锻炼的宣教	掌握乳腺癌术前、术后、出院常规宣教	1.掌握以下操作项目：留置导尿、更换引流袋、更换胸壁及腋下真空负压引流瓶；2.掌握微量注射泵的使用方法		组织教学查房

乳腺外科教案如表11-2所示。

表11-2　乳腺外科教案

带教重难点及策略	**重点：** 1.知道为什么要进行护理工作,理解护理工作的意义。 2.掌握乳腺癌、乳腺纤维腺瘤、乳腺囊性增生病、乳腺炎、乳腺癌术后化学治疗等乳腺疾病相关的理论知识及护理要点。 3.掌握乳腺外科常见操作技能,如:更换真空负压引流瓶、静脉输液港维护、留置针穿刺等。 4.提高临床沟通能力,避免发生因沟通不良引起的护患纠纷事件。 **处理：** 1.了解实习生的概况,如职业选择原因、性格、兴趣爱好等,与实习生能进行有效、及时的沟通,理解、关爱实习生,尊重实习生的选择,让实习生明白选择从事护理工作,就要有强烈的职业使命感,明白护士的职责与使命是为患者提供最好的医疗服务与护理关怀。通过临床实习这个学习过程,实习生更深入地了解、理解护理这份工作的意义,为今后从事护理工作积累了宝贵的经验。 2.要求实习生做好乳房疾病章节的理论知识复习,在实际临床带教中帮助实习生回顾理论知识并指导实习生将理论知识灵活运用于临床工作中,指导实习生学习临床新理论新知识,营造良好的学习氛围,提高对护理工作的责任感。 3.带教老师一对一、手把手带教,做到放手不放眼,按照带教计划、流程细致入微地进行带教工作。 4.护理实习生从学校这个简单的环境中进入医院进行临床实习,他们需要面对的人或事更加复杂。这里不仅需要与患者进行沟通,而且需要与医生进行沟通。然而在学校中学习的沟通技巧通常过于理论化,不能灵活、有效地运用于护理实践中,这导致实习生沟通技巧的临床应用受到限制。带教老师可针对临床中经常会发生的情况,提前对实习生进行情景模拟,传授沟通的方法、技巧,以使实习生更好地应对此类事件。另外,还可将沟通技巧的培训纳入带教计划中,丰富带教内容

带教重难点及策略	**难点：** 提升实习生对护理工作的热情。 **处理：** 1.科室应做好实习生的带教工作,带教老师按照科室带教计划实施带教工作,尊重实习生,能够及时解答和帮助实习生解决在临床实习中遇到的各种问题、难题,加强与实习生的交流沟通,为他们创造一个良好的实习环境,更好地融入本科室的医护团队中。 2.带教老师应在工作中树立好榜样,通过自己的言行举止,正向影响实习生。在带教过程中,带教老师应将理论与实践贯穿起来教学,在实习生完成实际操作并成功后及时表扬,增强实习生的自信心和学习动力。另外,善于发现实习生自身优势和"闪光点",采取相应措施提高他们的工作热情。例如,对技术操作规范、熟练的实习生,鼓励其参加护理操作技术比赛,争取荣誉,同时实现个人价值,提升职业获得感
学习任务和典型的案例	**案例：**患者体检时发现左乳肿块一周,为手术入院。乳腺B超示：双侧乳腺增生症,左侧乳腺实质性占位伴钙化,BI-RADS：4C。入院后查体：双乳对称,左侧乳腺外上象限距离乳头4.0cm可触及一2.5cm×2.0cm肿块,质硬,边界欠光滑,界限欠清,活动度欠佳,无压痛。完善各项术前检查及评估后全麻下行"腔镜辅助下左侧保留乳头乳晕皮下腺体切除+扩张器植入术+前哨淋巴结活检术+腋窝淋巴结清扫术"。术中冰冻切片示：(左乳肿块)乳腺浸润性癌2cm×1.5cm×1.3cm；(瘤旁结节)乳腺浸润性癌,大小0.6cm×0.4cm；(左腋窝前哨淋巴结)淋巴结组织2枚,其中1枚可见癌转移。术后左胸壁及左腋下负压引流管各一条,引流通畅,引流出血性液体。切口敷料乳房重建型压力绷带包扎,患侧肢体肢端血运活动好、乳头乳晕颜色正常,无皮下气肿。术后1d,患者病情稳定,一般情况尚可,诉切口钝痛,NRS评分3分,未影响睡眠。生命体征：平稳无殊,神志清,精神可,睡眠可,饮食可,大小便无异常,引流管通畅,24h共引出淡血性液体约100mL。切口愈合良好,无切口皮肤发紫,局部无积液,乳头乳晕颜色正常。术后6d,拔除胸壁及腋下引流管。术后7d患者出院,住院

续表

学习任务和典型的案例	期间未出现术后相关并发症。嘱患者按时门诊随访,完成术后化疗及放疗后行"乳腺腔镜下扩张器假体置换手术"。 **任务:** 1.乳腺癌腔镜手术与传统手术的区别(优缺点)有哪些? 2.乳腺癌腔镜手术的安全性如何? 3.乳腺癌腔镜手术术后并发症有哪些? 原因是什么? 有什么预防措施? 4.乳腺癌腔镜手术术后的一般观察和处理方式有哪些?
带教反思	带教过程中通过典型的案例分析、讨论,让实习生了解了乳腺外科常见疾病的病因,知晓了不同疾病的临床表现,同时也掌握了不同疾病的护理要点,增进了与实习生之间的互动交流。使得课程内容也易于实习生理解并接受。然而,理论知识教授后没有进一步去到患者身边进行疾病查体、询问病史等实际操作,后续将改进

三、实习生理论考核

乳腺外科护理实习生考核大纲

1.**总则**:为全面了解并客观、公正地评价实习生的实习效果、工作能力、工作态度,提高实习生工作积极性,特制定本考核大纲。

2.**适用范围**:乳腺外科实习生。

3.**制定原则**:使实习生在乳腺外科实习期间通过带教老师的知识传授获得系统性的护理工作知识,在短暂的实习工作中,师生能相互督促完成带教实习任务,并取得良好的实习效果。

四、实习生操作考核

在乳腺外科,乳腺癌手术后大部分患者需要行全身化学治疗。由于化学药物的特殊性,为避免化疗药物对外周血管的刺激,在输注时需要通过中心静脉置管给药,本科室大部分患者会选择静脉输液港。由于日常工作中需要输液港维护的护理操作数量较大,因此,本科室对此护理操作考核较为重视。现将操作评分标准提供给实习生,让实习生提早做好准备,带教老师对操作过程中会出现的重点和难点给予现场演示和细节讲解,让整个操作过程更加顺畅、自然,提高成功率。乳腺外科输液港维护操作考核及评分标准如表11-3所示。

表11-3　输液港维护操作考核及评分标准

项　目	程　　序	完成	未完成	
			未做	错误
自身准备	规范洗手,戴口罩、帽子			
操作前准备	用物准备及质量检查 1.用物:一次性中心静脉换药包(内含75%乙醇棉棒3支、2%葡萄糖酸氯己定乙醇棉棒3支、酒精棉片4片、小方纱、免缝胶带、无菌手套1副、洞巾)、无损伤针、稀肝素盐水(100μ/mL)、生理盐水、20mL注射器、10mL注射器、免洗手消毒液、敷贴(7cm×7cm)、污物桶、利器盒 2.检查一次性物品质量(有效期、有无膨胀、外包装有无破损)			
	环境清洁,光线明亮			

续表

项 目		程 序	完成	未完成	
				未做	错误
操作步骤	准备	身份核对:腕带、出生日期			
		解释PORT维护目的,取得配合			
		询问大小便,有无乙醇、碘、胶布过敏史			
		协助患者取舒适平坦姿势,暴露注射部位			
		观察局部情况,轻触输液港体,判断有无港体移位及局部皮肤是否完整,有无硬结、皮疹、感染及皮下脂肪厚度			
	过程	规范洗手			
		打开输液港换药包			
		皮肤消毒:以港体为中心,先用酒精消毒棉签,由内向外螺旋式擦拭3遍,消毒直径大于敷贴范围,待干			
		用2%葡萄糖酸氯己定醇消毒棉签或有效碘浓度不低于0.5%碘伏消毒棉签消毒3遍,消毒直径大于敷贴范围			
		将无损伤针、注射器、敷贴去除外包装后投入无菌换药包内			
		操作者戴无菌手套,铺洞巾覆盖消毒范围			
		操作者取20mL注射器及10mL注射器,在助手协助下分别抽吸生理盐水20mL及稀肝素盐水3~5mL			
		取另一个10mL注射器抽吸生理盐水2mL,连接无损伤针并排气			

项 目		程 序	完成	未完成	
				未做	错误
操作步骤	过程	非主力手的拇指、食指和中指呈三角形固定注射座,将输液港拱起(不要过度绷紧皮肤),确定3指的中心			
		主力手持无损伤针两侧蝶翼自3指中心处垂直刺入港体隔膜腔底部,如有阻力需重新调整位置,不可强行进针			
		抽取回血1~2mL弃去,确认针头位置无误,夹闭无损伤针上小夹子			
		更换连接20mL注射器,打开小夹子,用脉冲方式冲入生理盐水20mL,确定输液港管道通畅			
		脱开注射器并夹闭延长管的小夹子以避免血液回流而增加凝血概率			
		更换连接10mL注射器,用3~5mL稀肝素盐水正压封管			
		夹闭延长管上的小夹子,一手固定港体,另一手拔除无损伤针			
		穿刺处覆盖7cm×7cm的无菌敷贴并按压			
		整理用物			
		脱手套、规范洗手			
		在维护本上记录			
注意事项		严格执行无菌操作原则			
		输液港必须使用专业的无损伤针进行穿刺,无损伤针针尖斜面背对液体流出通道,这一方法能够去除更多的蛋白残留物			

续表

项　目	程　　序	完成	未完成	
			未做	错误
注意事项	经输液港输液及推注药液前应通过抽回血来确定针头位置			
	经输液港给药、输血或血制品、输注全静脉营养液(TPN)、输注不相容液体或药物前后宜用生理盐水冲管★			
	冲封管应使用10mL及以上注射器,不适用于高压注射泵推注造影剂(耐高压输液港除外)			
	推注生理盐水遇阻力或者抽吸无回血,则应进一步确定无损伤针针头位置及导管通畅性,不应强行推注。必要时行胸部X线检查,确认输液港的位置			
操作熟练程度	动作轻巧、稳重、有条不紊,整体操作时间少于10min			
人文关怀	着装整齐,仪表端庄,操作中注意与患者交流,关心患者			
结果	未做件数:　　错误件数:　　未通过加★号件数:			
	总点评:			

注:

输液港维护考试总分100分,分35件考件,加★考件未做扣15分,其他考件未做扣2.5分,错误酌情扣分。总分低于90分,为不合格。

参考文献

[1] 王芹芹,解云涛.腔镜技术在乳腺良性肿瘤中的应用进展[J].中国微创外科杂志,2021,21(1):77-80.

[2] 中国医师协会微无创分会乳腺专家委员会.乳腺疾病腔镜手术专家共识及操作指南(2021版)[J].中国微创外科杂志,2021,21(12):1057-1067.

[3] 吴淞,章佳新.乳腺腔镜手术操作空间建立的进展分析[J].中国继续医学教育,2020,12(12):114-116.

[4] 姜军,梁燕,艾翔,等.我国乳腺腔镜手术现状与困境.中国实用外科杂志.2020;40(10):1130-1134.

[5] 吴畏,邱冬梅,赵洁玉.负压封闭引流在乳腺癌改良根治术后腋窝引流中的应用价值[J].中国普外基础与临床杂志,2019,26(2):221-223.

[6] 李敏,耿晓莉.压力传感器在乳腺癌改良根治术后皮下积液预防中的应用效果观察[J].护理研究,2019,33(13):2356-2358.

（熊芸）

第十二章

消化科实习生带教手册

本章旨在让实习生理解并应用消化科患者评估、制订护理计划、观察病情变化的能力；提升与患者及其家属的沟通技巧，在带教老师的指导下选取典型病例，进行个案分析；定期进行学习进度评估，鼓励实习生自我反思，提供及时反馈。

一、科室介绍

消化科主要收治消化道方面的各类急、危、重症患者，主要包括胰腺炎、胆总管结石、消化道出血、消化道肿瘤、消化道溃疡及功能性胃肠疾病的诊治及治疗。同时开展内镜下消化道止血、食管静脉曲张套扎、十二指肠乳头括约肌切开术及胆道取石术，以及早期癌症的镜下高频电切术及其无痛胃肠镜检查等。

二、实习生带教计划

消化内科实习生带教计划如表12-1所示。

表12-1　消化内科实习生带教计划

周次	知识目标		技能目标		素质与思政目标	阶段性任务
	专科护理	基础护理	专科护理	基础护理		
第一周	1. 熟悉科室环境布局、物品摆放位置、消防安全教育、实习生礼仪、各班职责； 2.了解消化内科常见药物及其注意事项	1.知道垃圾分类、锐器处理方法； 2. 充分理解无菌的观念； 3. 掌握床边血糖测量、口腔护理、会阴护理	能在带教老师的指导下处理出入院患者	1.能说出T、P、R、BP、SO_2的正常值； 2.铺备用床、为卧床患者更换床单，熟练进行患者晨间护理； 3.了解并掌握青霉素、头孢等皮试液的配置及其皮试注意事项	素质目标：具有尊重患者、爱护患者的意识；良好的敬业精神和伦理道德行为。 思政目标： 1. 树立热爱专业、坚持不懈、勇于奉献的精神； 2. 培养与患者及其家属进行有效沟通的能力 3. 培养实习生整体护理意识 4. 提升实习生安全护理	

续表

周次	知识目标		技能目标		素质与思政目标	阶段性任务
	专科护理	基础护理	专科护理	基础护理		
第二周	掌握吸氧、皮下注射、肌肉注射、氧气雾化吸入	知道跌倒的相关因素和预防措施;能说出压疮分级、预防措施、皮肤护理的注意事项	1.掌握输液反应的处理原则,掌握密闭式留置针操作;2.掌握胃肠息肉检查前后的注意事项,进行正确的宣教事项	1.掌握口护、会阴护理、采血、皮下、皮内、肌肉注射操作、氧气雾化吸入的操作方法2.掌握胃管留置、心电监护的护理操作		小讲课
第三周	知晓科室常见疾病:胃息肉、肠息肉、上消化道出血、胰腺炎、胆总管结石,掌	掌握微泵的使用,能在带教老师的指导下完成操作	了解鼻胆管、胃管、肠梗阻导管、三腔喂养管管路的护理方法	1.掌握管路的护理2.在带教老师的指导下完成肠内营养的鼻饲喂养		1.实习生与带教老师工作互评;2.理论考试
第三周	握术前术后的常规宣教、护理要点					3.实习鉴定书写4.完成操作考试

周次	知识目标		技能目标		素质与思政目标	阶段性任务
	专科护理	基础护理	专科护理	基础护理		
第四周	能掌握上消化道出血的健康宣教	能正确留取各种血、尿、粪的化验检查、能掌握引流袋更换	能在带教老师指导下进行微泵的操作	掌握静脉留置针的操作		1. 教学查房; 2. 完成实习计划,并放入实习手册

消化内科教案如表12-2所示。

表12-2　消化内科教案

带教重难点及策略	**重点:** 1.知道为什么要进行护理工作,理解护理工作的意义。 2.掌握胃息肉、肠息肉、上消化道出血、胰腺炎、肠梗阻、胆总管结石等的相关的理论知识及护理要点。 3.掌握消化科常见操作技能,如:留置针静脉输液、静脉采血、雾化吸入、胃肠减压操作等。 4.加强护理安全知识的教育和相应能力的培养,提高实习生在实习期间的安全护理及临床沟通能力,避免发生因安全知识缺乏、沟通不畅引起的护患纠纷事件。 **处理:** 1.经常与实习生进行沟通,了解实习生的概况,如:职业选择原因、个性、爱好、思想动态、学习情况和工作中存在的薄弱环节,让实习生明白工作本身是我们人生成长的一个经历,并最终将提升我们的人生价值。 2.要求实习生做好消化系统章节的理论知识复习,临床带教中加强理论知识的现场考核,在操作中进行评估,了解实习生希望学习的专科技术,以便有的放矢地开展带教工作,提高工作责任感,提升临床学习氛围

续表

带教重难点及策略	3.带教老师一对一、手把手带教,离手不离眼,将工作中点点滴滴的操作按照流程细致入微地进行带教。 4.实习阶段是护理专业学生能否成为合格护理工作人员的关键阶段,也是顺利完成学业的重要环节。然而,实习生的法律意识淡薄,缺乏对自身的安全防护意识,在实习期间有关损害安全护理事件时有发生,严重影响了他们在实习期间的安全。如果处理不当,不仅危及实习生身心健康,而且会引发社会不稳定事件。因此,加强护理安全知识的教育和相应能力的培养,防患于未然,才能更好地保证实习生的身心健康,使其顺利完成实习任务。 5.实习生从学校进入临床实习,由于学校的沟通技巧学习过于理论化,不能与真实的护理实践相适应,沟通技巧的临床应用受到限制。带教老师应针对临床案例教导实习生提前收集沟通前素材,如患者的化验、检查数据,用药和治疗要求等信息,现场示范具体沟通方法后由实习生独立完成同类沟通,提高实习生的自信心,并取得患者的信任。另外,带教老师还应将团队意识、团队协作、团队沟通纳入沟通能力培养内容中去。仅凭个人能力无法完成整个病区的患者护理,因此,团队沟通至关重要。 带教老师应现身说法,带领实习生临床与患者及其家属、与工作团队的其他成员进行沟通。 **难点:** 提升实习生的安全护理意识。 **处理:** 1.科室应做好实习生的服务工作,熟悉实习带教工作,能够及时解答和处理实习生在临床实习中遇到的各种问题,对入科的实习生全面系统地介绍专科疾病及病房环境,进行身体安全防护

带教重难点及策略	知识教育,以提高实习生的防护能力。对实习生进行护理不良事件的培训,使其从中吸取经验教训,提高其综合素质和风险意识,减少不良事件的发生次数。 2.带教老师应做好工作中的榜样,积极、用心地投入工作中,正向影响实习生。带教老师带教临床技能的同时还应传授实习生正向的人生价值观,以身作则,操作过程中体现以人为本,强调安全原则,严格执行三查七对,严防差错事故的发生
学习任务和典型的案例	**案例**:患者,女,56岁,因"停止排气排便3d",门诊拟以"肠梗阻"收治入院。入院时患者神志清,精神软,自诉腹部持续性胀痛存在,NRS评分2分,医嘱予一护一级,禁食,吸氧2L/min,心电监护,抗炎补液,醋酸奥曲肽针0.3mg+0.9%氯化钠50mL 4mL/h iv-vp维持。生命体征:体温37.3℃,脉搏68~80次/min,血压波动在90~102/60~68mmHg,氧饱和度波动在98%~99%。医嘱予行胃肠减压,置管过程中,置入深度约15cm,无法继续置管,有明显阻力。 **任务**: 1.在这操作过程中可能发生了什么? 2.作为实习生你应该做些什么? 3.这样的事件发生的原因有哪些? 4.如何避免此类事件的发生?
带教反思	通过带教老师精讲指点、案例分析、讨论,实习生了解了消化科疾病的常见发病原因和临床表现,知道了消化科疾病治疗和护理的要点,掌握了消化科常见药物作用及副作用、常见辅助检查及临床意义

三、实习生理论考核

消化内科护理实习生考核大纲

1.总则:为全面了解并客观、公正地评价实习生的实习效果、工作能力、工作态度,提高实习生工作积极性,特制定本考核大纲。

2.适用范围:消化内科实习生。

3.制定原则:使实习生在消化内科实习期间通过带教老师的知识传授能获得系统性的护理工作知识,在短暂的实习工作中,师生能相互督促完成带教实习任务,并取得良好的实习效果。

四、实习生操作考核

消化科在胃肠减压和微泵用药方面的操作较多,因此科室对这类项目的操作考核较为重视。科室将操作评分标准提供给实习生,让实习生提早做好练习。带教老师对操作过程中会出现的重点和难点给予现场演示和细节讲解,让实习生真正理解操作的含义,使操作流程更加顺畅、自然。操作评分标准如表12-3、表12-4所示。

表12-3 胃肠减压操作评分

科室:_____ 姓名:_____ 得分:_____

项目		程序	完成	未完成	
				未做	错误
自身准备		规范洗手:六步洗手法[1]			
		戴口罩			
操作前准备		用物准备及质量检查[2]			
操作步骤	准备	核对身份			
		解释操作目的及配合内容			
		戴手套			

项目		程　　序	完成	未完成	
				未做	错误
操作步骤	准备	安置患者于舒适体位(平卧位、半卧位、坐位)			
	过程	垫治疗巾、弯盘于颌下			
		检查鼻腔,清洁鼻腔,如有活动义齿予取下			
		检查胃管			
		测量插入胃管的长度[3]并做好标识★			
		液状石蜡润滑胃管			
		经鼻腔插胃管至咽喉部(约15cm),嘱患者做吞咽动作,将昏迷患者头部抬起,使下颌靠近胸骨柄,送胃管45~55cm至胃内[4]★			
		检查口腔内有无胃管盘曲			
		初步固定胃管			
		判断胃管的位置[5]★			
		重新固定胃管[6]★			
		连接负压引流器			
	结束	整理床单位及宣教注意事项			
		整理用物			
		规范洗手:六步洗手法[1]			
		观察并记录[7]			
	停用	核对身份			
		解释,戴手套			
		至治疗巾、弯盘于颌下			
		分离负压吸引器,夹紧胃管末端置于弯盘内			

续表

项目		程　　序	完成	未完成	
				未做	错误
操作步骤	停用	撕去固定的胶布			
		拔管:嘱患者深呼吸,呼气时拔管★			
		清洁患者口鼻、面部,擦去胶布痕迹			
		安置患者,整理床单位			
		整理用物			
		规范洗手:六步洗手法[1]			
		记录[8]			
操作熟练程度		动作轻巧、稳重、有条不紊			
人文关怀		操作中注意与患者交流,关心患者			
结果		未做件数:　　　　错误件数:　　　　未通过加★号件数:			
		总点评:			

注:

1.洗手不规范、顺序不对均为错误。

2.检查一次性物品的质量,一样物品未准备或准备错误扣1分,以此类推,最多扣3分。

3.测量方法为从发际至剑突的长度或从鼻尖到耳垂再到剑突的长度。

4.插管过程中,如插管不畅,检查口腔,看胃管是否盘在口腔内;如出现呛咳、发绀、呼吸困难等,立即拔出胃管。

5.证明胃管在胃内的方法有3种(漏做或方法错误均为错误):

1)将胃管接无菌注射器抽出胃液。

2)听到气过水声:听诊器置于胃区,用无菌注射器快速推10mL气体。

3)将胃管末端置于盛有水的治疗碗中,无气泡逸出。

6.用胶布固定胃管于鼻翼及面颊部,固定要牢固。

7.观察及记录内容:胃管在胃内的深度;引流液的颜色、性状、量。

8.记录拔管时间和患者反应。

9.护理要点包括：

1)观察并记录患者胃内引流的颜色、性状、量；

2)保持负压状态,引流管通畅；

3)妥善固定胃管,防止滑脱；

4)观察并记录胃管在胃内的深度并交班；

5)口腔护理每日2次；

6)每天更换负压装置；

7)胃肠减压期间禁食禁水,观察胃肠功能恢复情况。

10.并发症包括:引流不畅、插管困难、上消化道出血、声音嘶哑、呼吸困难、吸入性肺炎、败血症、低血钾。

11.胃肠减压考试总分100分,分35件考件,其中加★号考件5分,其余项为2.5分。总分低于90分,为不合格。

表12-4　微泵操作及评分标准

科室:＿＿＿＿　姓名:＿＿＿＿　得分:＿＿＿＿

项目		程　序	完成	未完成	
				未做	错误
仪态仪表		洗手:六步洗手法[1]			
		戴口罩[2]			
操作前准备		用物准备及质量检查[3]			
操作步骤	准备	核对患者[4]			
		解释:应用微泵的原因[5]			
		询问过敏史			
		询问大小便			
		取舒适体位			
		置微泵于床旁桌上或固定于床栏上			
		插上电源			

续表

项目		程　序	完成	未完成	
				未做	错误
操作步骤	过程	打开电源开关			
		戴手套			
		将注射器与连接管连接排气至注射器乳头			
		置注射器于微泵卡挡内			
		确认注射器已正确固定[6]★			
		设置输液速度			
		使用"快速"键再次排气[7]			
		再次核对患者信息			
		与患者输液端连接			
		按"开始"键,开始推注药液			
		安置患者,整理床单位			
		关照患者注意使用安全[8]			
		脱手套			
		洗手:六步洗手法[1]			
		记录微泵内药物的推注速度、时间并签全名			
		微泵推注过程中,注意观察输注情况[9]			
		掌握常规报警的处理[10]			
	停用	药液输注完毕后按"停止"键,关机			
		戴手套			
		脱开乳头端连接输液,必要时拔针			
		安置患者,整理床单位			
		整理用物			
		脱手套、洗手:六步洗手法[1]			
		记录输注结束时间			

项目	程　序	完成	未完成	
			未做	错误
操作熟练程度	动作熟练、轻巧、稳重、有条不紊			
注意事项	按键使用指腹			
	当需要调整各项数据时,应先按"暂停"键			
人文关怀	仪表端庄,操作中注意与患者交流,关心患者			
	延长管如连续使用24h须重新更换			
结果	未做件数:　　　　　错误件数:　　　　　未通			
	过加★号件数:			
	总点评:			

注:

1.未洗手或六步洗手法不规范、顺序凌乱均为错误。

2.未戴口罩扣2.5分,佩戴口罩不规范酌情扣分。

3.遵循三查八对原则,按医嘱准备药液。检查一次性物品质量,准备微泵、延长管、注射盘、无菌盘(无菌盘内放置抽好药液的针筒)、垃圾桶。一样物品未准备或准备错误扣1分,最多扣2.5分。

4.核对患者须采取询问姓名、核对腕带2种方法,未核对或仅使用1种方法均为错误。

5.应用微泵的原因:控制药液输入浓度、时间和输入总量。未解释为错误,解释不合理酌情扣分,最多扣2.5分。

6.注射器圈边未插入微泵的圈边固定槽中,注射器未严密贴合于微泵上,注射器乳头未紧靠微泵仪器,微泵拉钩下方按钮未处于完全弹出状态,微泵上"注射器"下方图案有闪烁报警。其中1项未检查或错误扣1分,以此类推,最多扣5分。

7."快速"键正确使用:应先按"暂停"键再连续按2次"快速"键,第2次按住不放;或同时按"快速"及"总量"键(在"启动"状态下)。错误酌情扣分。

8.微泵使用安全包括:勿随意移动仪器,勿随意触碰按键,如遇报警及时呼叫护士。未说明为错误,说明不合理酌情扣分,最多扣2.5分。

9.观察内容包括:输液是否通畅,输液处有无外渗、红肿及疼痛,微泵是否正常运作。以提问形式考核,回答不全酌情扣分。

10.微泵常见报警包括堵塞报警、电池欠压报警、注射完毕报警、遗忘操作报警,注射器推杆安装错误报警以提问形式抽考1项,包括报警形式及处理方法。

11.注意事项考核在操作过程中观察,未使用指腹按键扣2.5分,调整数据时未先按"暂停"键扣2.5分。

12.微泵考试总分100分,分39件考点,其中加★号考件5分,其余项为2.5分。总分低于90分,为不合格。

参考文献

[1] 马莉,谢陵,崔世红. JCI标准下护理实习生护理安全认知现状及其干预研究[J]. 科技视界,2018,4:215–216.

[2] 殷桂花. 不同护患沟通模式对预防医疗纠纷的发生率的影响[J]. 实用临床护理学电子杂志,2020,16:194.

[3] 关鸣. 肝硬化伴消化道出血患者予以优质护理的效果评估[J]. 中国医药指南,2020,18(17):236–237.

（沈颖颖 邱玲艳）

第十三章

肛肠外科实习生带教手册

本章旨在帮助实习生掌握肛肠外科常见疾病的病因、临床表现、诊断方法和治疗原则;学习肛肠外科基本操作(如围手术期的护理、人工肛门护理、并发症观察等);理解并应用患者评估、制订护理计划、监测病情变化的能力;提升与患者及其家属的沟通技巧,以及与其他医疗团队成员的协作能力;在带教老师指导下选取典型病例,进行个案分析;定期进行学习进度评估,鼓励实习生自我反思,提供及时反馈。

一、科室介绍

肛肠外科主要开展结直肠恶性肿瘤的微创手术治疗,低位及超低位直肠癌保肛手术,盆腔肿瘤及肛周良性疾病如混合痔、肛瘘、肛裂、藏毛囊肿等疾病的诊治,近年来还开展盆腔脏器联合切除。

二、实习生带教计划

肛肠外科带教计划如表13-1所示。

表13-1　肛肠外科实习生带教计划

周次	知识目标		技能目标		素质与思政目标	阶段性任务
	专科护理	基础护理	专科护理	基础护理		
第一周	1.熟悉科室环境、物品放置位置、规章制度、各班职责；2.能说出吸氧操作注意事项；3.掌握患者入院、出院流程及宣教；4.认识人工肛门及造口袋的各种型号	1.知道垃圾分类、锐器处理的方法；2.知道手卫生方法及指征；3.充分理解无菌观念；4.掌握血糖仪、耳温计、血压计、心电图机的使用方法	能在带教老师指导下处理出入院患者	1.能说出T、P、R、BP、SO₂的正常值；2.铺备用床、为卧床患者更换床单，熟练进行患者晨间护理；3.能说出青霉素、头孢类药物等皮试液配置及皮试注意事项	素质目标：具有尊重患者、爱护患者的意识；良好的敬业精神和伦理道德行为。思政目标：1.树立热爱专业、勇于奉献的精神，为患者提供优质的服务；2.培养与患者及其家属进行有效沟通的能力；3.培养实习生整体护理意识	自主学习，查漏补缺

续表

周次	知识目标		技能目标		素质与思政目标	阶段性任务
	专科护理	基础护理	专科护理	基础护理		
第二周	1.掌握壁式吸氧、氧气筒、心电监护仪、微泵、电动吸引器的操作；2.掌握引流管的护理规范：腹腔/盆腔、皮下引流管、肛管、尿管、胃管、肠梗阻导管、三腔喂养	1.知道跌倒的相关因素和预防措施，能说出压疮分级、预防措施、皮肤护理的注意事项；2.熟悉本科室各类检查单的宣教、注意事项以及本科室常见疾病（结直肠癌、痔疮、肛瘘、肛裂、结直肠息肉）	1.掌握输液反应的处理原则，掌握密闭式留置针操作；2.掌握术前术后常规宣教、护理要点；3.掌握颈穿导管、PICC的使用及维护	1.掌握口腔护理、会阴护理、雾化吸入、皮下注射、肌肉注射、翻身、叩背的方法2.掌握胃管、尿管留置的护理操作		小讲课
第三周	1.能叙述肛肠疾病的临床表现、护理要点、治疗原则及健康宣教	掌握微泵的使用、清洁灌肠、更换引流袋、更换颈穿敷贴的规范	1.了解泻药复方聚乙二醇电解质散的口服方法和作用	1.能在带教老师指导下正确发放口服药，了解本科室常用口服药的外观、用法用		1.实习生与带教老师工作互评

159

续表

周次	知识目标		技能目标		素质与思政目标	阶段性任务
	专科护理	基础护理	专科护理	基础护理		
第三周	2.能叙述肛肠外科常用药物的作用及副作用，叙述本科常见微泵用药的适应证、不良反应		2.熟悉跌倒、压疮、自理能力、营养评估，能进行病史采集及交班书写	量、注意事项；2.能在带教老师指导下接诊手术患者		2.理论考试；3.实习鉴定书写；4.完成操作考试
第四周	1.能叙述肠癌、肛周疾病、肠息肉患者的健康宣教；2.观摩人工肛门的更换流程，掌握并发症及其护理要点	1.能正确留取各种血、尿、粪、痰标本（容器的选择）；2.了解输液港蝶翼针的穿刺、拔除，封管的肝素钠浓度	1.能在带教老师指导下进行鼻饲的操作并说出注意事项；2.能进行血气分析的采集	1.了解配置输液、输血流程；2.掌握肠内营养乳剂的种类、用法及适应证		1.教学查房；2.完成实习计划，并放入实习手册

肛肠外科教案如表13-2所示。

表13-2　肛肠外科教案

带教重难点及策略	**重点：** 1.让实习生知道为什么要进行护理工作,理解护理工作的意义。 2.掌握肠癌、痔疮、肛裂、肛瘘、结直肠息肉、肠梗阻相关的理论知识及护理要点。 3.掌握肛肠科常见操作技能,如留置针穿刺、静脉采血、雾化吸入、微泵使用、氧气筒吸氧、更换造口袋、皮下注射、肌肉注射、更换颈穿及 PICC 导管敷贴、更换引流袋、输液港蝶翼针的穿刺及拔除等。 4.提高实习生的临床沟通能力,避免发生因沟通不良引起的护患纠纷事件。 **处理：** 1.了解实习生的概况,如职业选择原因、个性、爱好等,与实习生能进行有效、及时的沟通,理解、关爱实习生,尊重实习生的选择,让实习生明白工作本身是磨炼人格和心志的,在临床护理中也要提高自己的抗挫能力,和患者进行有效沟通,提升护理服务质量的同时也提升自己的人生价值。护理工作是千千万万种工作中的一种,平凡而又伟大,临床中应向实习生以现场观摩、讲解、资料展示、模型操作等多形式进行教学。 2.要求实习生做好消化系统章节的理论知识复习,临床带教中加强理论知识的现场考核,并指导实习生将理论知识运用于临床中。指导实习生学习临床新理论新知识,不限形式合理利用碎片时间相互探讨临床实践过程中遇到的问题,提高工作责任感,提升临床学习氛围。 3.带教老师一对一、手把手带教,将工作中点点滴滴的操作按照流程细致入微地进行带教。 4.实习生从学校进入临床实习,与患者进行沟通时由于学校的沟通技巧学习过于理论化而不能与真实的护理实践相适应,沟通技巧的临床应用受到限制。带教老师应针对临床案例教导实习生提前收集沟通前素材,如患者的化验、检查数据、用药和

续表

带教重难点及策略	治疗要求等信息,现场示范具体沟通方法后由实习生独立完成同类沟通,提高实习生自信心,并取得患者的信任。另外,还应将团队意识、团队协作、团队沟通纳入沟通能力培养内容中去,仅凭个人能力无法完成整个病区的患者护理,因此,团队沟通至关重要。带教老师现身说法带领实习生临床,与患者及其家属、与工作团队的其他成员进行沟通。 5.教学查房前给实习生提供科内常见疾病的护理查房教案和护理体检指引,给实习生参考学习,以实习生主持教学查房模式,加深实习生对护理查房的认识,提高他们对查房的兴趣,鼓励他们提出疑问和建议。带教老师对查房内容进行评价,对内容讲解不够深入或护理措施有偏差的地方,及时补充和纠正,保证查房质量。 **难点:** 提升实习生对护理工作的积极性。 **处理:** 1.科室应做好实习生的服务工作,能够及时解答和处理实习生在临床实习中遇到的各种问题,带教老师应加强与实习生的沟通交流,使实习生能融入一个团结、友善、互助的工作团队。 2.带教老师应做好工作中的榜样,积极、用心地投入工作中,正向影响实习生。带教老师带教临床技能的同时还应传授实习生正向的人生价值观,以身作则,告知实习生积极的工作态度和工作成果肯定能得到周围人的肯定,从而使他们内心满足而产生自信,获得坚守护理工作的动力,激励他们积极、努力地投入工作,形成一个良性循环。 3.培养实习生的沟通能力,教会他们如何与患者沟通,如何耐心倾听患者的诉求,以提高护理质量和患者满意度。 4.注重实习生的个人成长,在带教过程中,需要认真观察学生的表现和进步情况,及时给予指导和帮助,鼓励实习生多提问、多思考,培养他们的自主能力和创新能力

续表

学习任务和典型的案例	**案例**:患者,男,56岁,因"大便次数改变一月余",拟以"直肠肿瘤"收住入院。入院时患者精神好,情绪稳定,无腹痛腹胀,无黑便及黏液脓血便,行肛门指检:进指约6cm,触及一直肠肿物,大小约3cm×4cm,质硬,边界欠清,指套退出染血。完善相关检查:肠镜、腹部CT、腹部超声等,生命体征:体温36.7℃,脉搏72次/min,血压波动在142/80mmHg,呼吸18次/min,择期行"腹腔镜下直肠癌根治术+肠粘连松解术",术后生命体征平稳,留有颈部深静脉导管、盆腔引流管、腹腔引流管、皮下引流管、肛管、留置导尿管、胃管各一根,人工肛门血运良好,无排气排便,腹部切口敷料覆盖,外观干燥,切口持续性钝痛,NRS评分3分,PCA止痛泵2mL/h维持,腹腔引流管及盆腔引流管各引流出淡血性液体约20mL,皮下引流管引流出血性液体约5mL,肛管无液体引出。 **任务:** 1.诊断该患者为直肠肿瘤,有什么依据? 2.直肠肿瘤有哪些临床表现? 3.直肠肿瘤主要有哪些手术治疗方式? 4.什么是人工肛门,如何进行人工肛门的观察及护理? 5.对该患者应怎样进行术后护理?
带教反思	通过带教老师精讲指点、案例分析、讨论,实习生了解了肛肠科疾病的常见发病原因和临床表现,知道了肛肠科疾病治疗和护理的要点、术后的并发症,掌握了常见药物作用及副作用、常用仪器的使用方法,提升了实习生的自我观察和分析能力

三、实习生理论考核

肛肠外科护理实习生考核大纲

1.总则:为全面了解并客观、公正地评价实习生的实习效果、工作能力、工作态度,提高实习生工作积极性,特制定本考核大纲。

2.适用范围:肛肠外科实习生。

3.制定原则:使实习生在肛肠外科实习期间通过带教老师的知识传授能获得系统性的护理工作知识。在短暂的实习工作中,师生能相互督促完成带教实习任务,并取得良好的实习效果。

四、实习生操作考核

肛肠外科在术前准备和术后护理方面的操作较多,因此带教老师对术前留置胃肠减压及术后更换引流袋这2个项目的操作考核较为重视。科室将操作评分标准提供给实习生,让实习生提早做好练习。带教老师对操作过程中会出现的重点和难点给予现场演示和细节讲解,让实习生真正理解操作的含义,使操作流程更加顺畅、自然。操作评分标准如表13-3、表13-4所示。

表13-3 胃肠减压操作考核及评分标准

科室:＿＿＿＿ 姓名:＿＿＿＿ 得分:＿＿＿＿

项目		程　　序	完成	未完成	
				未做	错误
自身准备		规范洗手[1]			
		戴口罩			
操作前准备		用物准备及质量检查[2]			
操作步骤	准备	核对身份			
		解释操作目的及配合内容			
		戴手套			
		安置患者于舒适体位(平卧位、半卧位、坐位)			

项目		程　　序	完成	未完成	
				未做	错误
操作步骤	过程	垫治疗巾、弯盘于颌下			
		检查鼻腔,清洁鼻腔,如有活动义齿予取下			
		检查胃管			
		测量插入胃管的长度[3]并做好标识★			
		液状石蜡润滑胃管			
		经鼻腔插胃管至咽喉部(约15cm),嘱患者做吞咽动作,昏迷患者头部抬起,使下颌靠近胸骨柄,送胃管45~55cm至胃内[4]★			
		检查口腔内有无胃管盘曲			
		初步固定胃管			
		判断胃管的位置[5]★			
		重新固定胃管[6]★			
		连接负压引流器			
	结束	整理床单位及宣教注意事项			
		整理用物			
		脱手套、规范洗手[1]			
		观察并记录[7]			
	停用	核对身份			
		解释,戴手套			
		垫治疗巾、弯盘于额下			
		分离负压吸引器,夹紧胃管末端置于弯盘内			
		撕去固定的胶布			
		拔管:嘱患者深呼吸,呼气时拔管★			
		清洁患者口鼻、面部,擦去胶布痕迹			

续表

项目		程　序	完成	未完成	
				未做	错误
操作步骤	停用	安置患者,整理床单位			
		整理用物			
		脱手套、规范洗手[1]			
		记录[8]			
操作熟练程度		动作轻巧、稳重、有条不紊			
人文关怀		操作中注意与患者交流,关心患者			
结果		未做件数:　　错误件数:　　未通过加★号件数:			
		总点评:			

注:

1.洗手不规范、顺序不对均为错误。

2.检查一次性物品的质量,一样物品未准备或准备错误扣1分,以此类推,最多扣3分。

3.测量方法为从发际至剑突的长度或从鼻尖到耳垂再到剑突的长度。

4.插管的过程中,如插管不畅,检查口腔,看胃管是否盘在口腔内;如出现呛咳、发绀、呼吸困难时,立即拔出胃管。

5.证明胃管在胃内的方法有3种(漏做或方法错误均为错误):

1)将胃管接无菌注射器抽出胃液。

2)听到气过水声:听诊器置于胃区,用无菌注射器快速推10mL气体。

3)将胃管末端置于盛有水的治疗碗中,无气泡逸出。

6.用胶布固定胃管于鼻翼及面颊部,固定要牢固。

7.观察及记录内容:胃管在胃内的深度;引流液的颜色、性状、量。

8.记录拔管时间和患者反应。

9.护理要点包括:

1)观察并记录胃内引流的颜色、性状、量;

2)保持负压状态,引流管通畅;

3)妥善固定胃管,防止滑脱;

4)观察并记录胃管在胃内的深度并交班;

5)每日2次口腔护理;

6)每天更换负压装置;

7)胃肠减压期间禁食禁水,观察胃肠功能恢复情况。

10.并发症包括:引流不畅、插管困难、上消化道出血、声音嘶哑、呼吸困难、吸入性肺炎、败血症、低血钾。

11.胃肠减压考试总分100分,分35件考件,其中加★号考件5分,其余项为2.5分。总分低于90分,为不合格。

表13-4　更换引流袋考核评分标准

科室:_____　姓名:_____　得分:_____

项目	程序	完成	未完成	
			未做	错误
素质要求	仪表端庄			
	洗手[1]			
	戴口罩[1]			
操作前准备	用物准备			
	环境准备			
操作步骤	准备 核对患者信息			
	解释			
	取低半坐卧位或平卧位			
	戴手套			
	过程 1)检查伤口[2]			
	2)注意保暖,必要时用床帘遮挡			
	3)检查无菌引流袋质量			
	4)挂引流袋于床沿			
	5)引流袋外包装垫在引流管接口下面			

续表

项目		程　　　序	完成	未完成	
				未做	错误
操作步骤	过程	6)挤压引流管³			
		7)用血管钳夹住引流管尾端3~6cm⁴★			
		8)消毒接口处2次,上下纵向消毒2.5cm⁵★			
		9)取无菌纱布,裹住接口处并进行分离			
		10)消毒引流管横截面			
		11)连接无菌引流袋,松开血管钳			
		12)挤压引流管,观察是否通畅★			
		13)妥善放置引流袋⁶			
		14)安置患者			
		15)告知注意事项⁷			
		16)观察引流液的颜色、性状、量★			
		17)处理用物			
		18)洗手			
		19)做好记录⁸★			
操作熟练程度		操作熟练、动作轻巧、有条不紊			
人文关怀		操作中注意与患者交流,关心患者			
结果		未做件数:　　　错误件数:　　　未通过加★号件数:			
		总点评:			

注:

1.六步洗手法不规范、戴口罩方法不对均为错误。

2.挤压引流管时,尽量从近伤口端开始挤压至接口处。挤压方法不到位为错误。

3.未夹闭引流管为未做,夹闭距离过近或过远均为错误。

4.消毒方法不正确,未按照无菌操作为错误。

5.引流袋位置合适,低于引流部位,离地,避免折叠、扭曲、拉扯。

6.妥善固定,防止拉脱。

7.记录引流液的质量。

8.更换引流袋考试总分100分,分30件考点,其中加★号考件5分,其余项为3分。总分低于90分,为不合格。

参考文献

[1] 卜娜,付军桦,张雯雯,等.共情能力在护理实习生思政素养与生命意义感间的中介作用[J].中华护理教育,2024,21(1):32-36.

[2] 张洁.护理实习生临床沟通能力培养的研究进展[J].中华现代护理杂志2019,25(15):1973-1977.

(梅颖颖)

第十四章

手术室实习生带教手册

本章旨在帮助实习生掌握手术室的基本工作流程、工作职责;学习各项无菌操作技能(如铺无菌机械台、外科洗手等);积极提升与医生、麻醉师的团队合作能力,保证手术安全顺利进行;定期进行学习评估,鼓励实习生自我反思,提供及时反馈。

一、科室介绍

手术室是为患者提供手术治疗和急、危、重症抢救的重要场所,是医院的重要技术部门。

二、实习带教计划

手术室实习生带教计划如表14-1所示。

表14-1　手术室实习生带教计划

周次	知识目标		技能目标		素质与思政目标	阶段性任务
	专科护理	基础护理	专科护理	基础护理		
第一周	1.熟悉科室环境与布局、各项规章制度；2.能说出洗手护士与巡回护士的工作职责	1.学习医疗垃圾分类和锐器处理的方法；2.充分理解无菌的观念；3.掌握无菌物品摆放原则	能在带教老师指导下完成3类手术的洗手工作	1.熟悉常用手术器械的名称、用途及传递方法；2.熟练掌握外科洗手法	素质目标：具有尊重患者、关爱患者的意识；良好的敬业精神和伦理道德行为	
第二周	掌握手术患者交接班制度及三方核查制度	知道手术器械常用的消毒灭菌的方法	1.独立完成3类手术的洗手工作；2.能积极配合老师完成3, 4手术的巡回及抢救患者的工作	1.熟练掌握铺无菌器械台、外科洗手法、穿脱无菌手术衣、无接触戴手套等无菌技术；2.能正确传递手术器械		小讲课

续表

周次	知识目标		技能目标		素质与思政目标	阶段性任务
	专科护理	基础护理	专科护理	基础护理		
第三周	能叙述手术标本的保存、登记、送检流程	能说出手术室常用设备如电刀、吸引器、手术床的使用	了解手术室常见体位、体位的安置方法与注意事项	能在带教老师指导下完成仰卧位、截石位、俯卧位、侧卧位的摆放	思政目标：树立热爱专业、坚持不懈、勇于奉献的精神；培养与医生、麻醉师良好沟通和合作的能力	1.实习生与带教老师工作互评；2.理论考试和操作考核；3.实习鉴定书写；4.考试
第四周	能完整叙述3类手术的术前准备、术中配合及术后护理	能正确填写手术护理记录单	能在带教老师的指导下进行术前术后随访工作	了解什么是特殊感染手术，以及特殊感染手术的处理原则		1.教学查房；2.完成实习计划，并放入实习手册

手术室教案如表14-2所示。

表14-2　手术室教案

带教重难点及策略	重点： 1.增强实习生的安全感和归属感。 2.掌握手术室工作流程、洗手巡回护士工作职责、无菌技术、常用手术器械名称及用法、常用设备使用方法等相关理论知识

	3.掌握手术室常规操作技能,如:铺无菌器械台、外科洗手法、穿脱手术衣、无接触戴手套等。 4.提高团队合作能力和沟通能力,保证手术的顺利进行。 **处理:** 1.提前了解实习生的概况,做到心中有数。入科后热情接待实习生,主动介绍自己、手术室环境、工作流程,耐心解答实习生的疑问,解除其担忧,了解他们的想法和感受,给予鼓励与支持,增加彼此亲近感,消除他们对手术室的陌生与恐惧。 2.根据教学大纲和手术室实际需求明确理论教学目标,采用讲授、案例分析、情景模拟等方法进行讲解,将理论知识与实际操作相结合,使实习生更直观地了解手术室的工作流程与操作规范。同时鼓励实习生多观察、多提问、多实践、多探讨,不断积累经验提高临床技能。 3.带教老师一对一、手把手带教,将工作中点点滴滴的操作按照流程细致入微地进行带教。 4.带教过程中让实习生体会到一台手术的顺利进行,必须有医生、麻醉师及护理人员共同配合,缺一不可,任何一个人的疏忽均可能导致患者出现不可逆的后果。应正确树立实习生的团队合作观念,任何事均以团队利益为基本出发点,还应教会实习生提升自身修养,运用有效的沟通技巧建立和谐的医护关系,保证手术的顺利进行。 **难点:** 提升实习生对护理工作的积极性。 **处理:** 1.科室应做好实习生的服务工作,熟悉实习带教工作,能够及时解答和处理实习生在临床实习中遇到的各种问题,加强与实习生的沟通交流,使实习生能融入一个团结、友善、互助的工作团队。 2.带教老师应以身作则,营造一种积极向上、团结协作的工作氛围。鼓励实习生大胆实践操作,及时给予激励和认可,增强自信心和成就感。同时,引导实习生树立正确的职业观念和价

带教重难点及策略

续表

带教重难点及策略	值观,培养他们自学、观察、分析、解决问题的能力,通过潜移默化的方式使学生能够对手术室工作的喜爱感增强,从而提升积极性
学习任务和典型的案例	**案例:**患者,女,56岁,因"腹痛一天",拟以"急性阑尾炎"由急诊转入,经医生评估需急诊做"阑尾切除手术"。 **任务:** 1.巡回护士的职责是什么? 2.洗手护士术中的配合要点有哪些? 3.台上如何妥善保管标本? 4.特殊感染手术器械、辅料如何处理?
带教反思	通过带教老师精讲指点、案例分析、讨论,实习生了解了无菌技术、外科手消毒的概念,知道了无菌操作的要点,掌握了外科手消毒、穿脱无菌手术衣、无接触戴手套的注意事项

三、实习生理论考核

手术室实习生考核大纲

1.总则:为全面了解并客观、公正地评价实习生的实习效果、工作能力、工作态度,提高实习生工作积极性,特制定本考核大纲。

2.适用范围:手术室实习生。

3.制定原则:使实习生在手术室实习期间掌握手术室理论知识,提高工作质量和安全性,保障患者的健康和安全。师生能相互督促完成带教实习任务,并取得良好的实习效果。

四、实习生操作考核

手术室无菌技术重要性不言而喻,因此科室对这类项目的操作考核较为重视。科室将操作评分标准提供给实习生,让实习生提早做好练习,带教老师对操作过程中会出现的重点和难点给予现场演示和细节讲解,让实习生真正理解操作的含义,使操作流程更加顺畅、自然。手术室铺无菌器械台考核评分标准如表14-3所示。

表14-3 手术室铺无菌器械台考核评分标准

科室:_____姓名:_____得分:_____

项目		程 序	完成	未完成	
				未做	错误
仪态仪表		规范洗手			
		自身准备,戴口罩、帽子,去除饰物,修剪指甲			
操作前准备		环境准备,清洁器械台[1,2]			
		用物准备(腹包、腹衣、器械包、手套、纱布、电刀、吸引器、线、瓶钳杯)[3]			
操作步骤	准过程	检查所有无菌物品的品名、有效期、消毒指示胶带是否变色、包装完整性及干燥情况,经双人核对无误后方可进行下一步[4,5]★			
		正确打开瓶钳杯,注明开瓶日期及有效期			
		持瓶钳方法正确★			
		正确打开腹包			
		查看包内灭菌指示卡是否变色,必须双人核对★			
		正确打开器械包			
		拆一次性用物方法正确			
		整理用物			
		规定时间内完成(10min)			

续表

项目	程　　序	完成	未完成	
			未做	错误
注意事项	严格遵守无菌操作原则			
	手不可跨越无菌区★			
熟练程度	动作轻巧、稳重、有条不紊			
结果	未做件数：　　　错误件数：　　　未通过加★号件数：			
	点评：			

注：

1.铺无菌器械台的区域必须宽敞、明亮。

2.取出无菌持瓶钳时前端要闭合，不可触及容器边缘及液面以上的内壁，且有效期为4h。

3.器械包打开的顺序：对侧、左侧、右侧和近侧。

4.无菌单应下垂至台下30cm以上。

5.无菌器械台保持干燥清洁。

6.铺无菌器械台考试总分100分，分16件考件，其中加★号4件考件每件10分，共计40分，其余12件考件每件5分共计60分。总分低于60分，为不合格。

参考文献

[1] 黄茂,王晓俊,陈英,等. 多学科联合查房在手术室规培护士教学护理教学查房中的应用[J]. 现代医药卫生,2023,39(18):3220-3222.

[2] 鲍冬梅,邱萍,谢燕,等. 多元化数学模式在手术室护理实习生临床带教中的应用[J]. 中国继续医学教育,2024,16(23):105-109.

[3]　黄伟,杨微,刘晓虹,等. 医护合作情景模拟教学在手术室护理带教中的应用[J]. 护理实践与研究 2019, 16(11)：146–147.

（江芸芸）

第十五章

肾内科实习生带教手册

本章旨在帮助实习生掌握肾内科常见疾病的病因、临床表现、诊断方法和治疗原则;学习肾内科基本操作(如正确留取24h尿液腹透液标本、肾脏穿刺活检术的健康宣教、术后观察和肾内科专科操作等);理解并应用患者评估、制订护理计划、监测病情变化的能力;提升与患者及其家属的沟通技巧,以及与其他医疗团队成员的协助能力;在带教老师指导下选取典型病例,进行个案分析;定期进行学习进度评估,鼓励实习生自我反思,提供及时反馈。

一、科室介绍

肾内科是省市共建的医学重点学科,主要收治肾脏疾病的各类原发性肾小球疾病(如膜性肾病、IgA肾病等),继发性肾脏疾病(如高血压肾病、糖尿病肾病、狼疮性肾炎、痛风性肾病等),急、慢性肾功能不全等疾病的患者,同时也是血液透析、腹膜透析的透析质控中心。

二、实习生带教计划

肾内科实习生带教计划如表15-1所示。

表15-1 肾内科实习生带教计划

周次	知识目标		技能目标		素质与思政目标	阶段性任务
	专科护理	基础护理	专科护理	基础护理		
第一周	1.熟悉肾内科科室环境布局；2.了解并熟悉肾内科各班的工作流程	掌握手卫生洗手指征和洗手方法，并能在临床护理工作中正确落实	1.掌握肾内科各种血、尿、粪、痰标本容器的选择，并在带教老师的指导下正确留取标本；2.正确掌握24h尿液留取的方式并能进行正确的宣教	1.能在带教老师指导下正确使用快速血糖仪和注射胰岛素；2.能叙述低血糖的处理方法	素质目标：具有尊重患者、爱护患者的意识，良好的敬业精神和伦理道德行为。思政目标：1.树立热爱专业、坚持不懈、勇于奉献的精神；2.培养与患者及其家属进行有效沟通的能力；3.培养实习生整体护理意识	

179

续表

周次	知识目标		技能目标		素质与思政目标	阶段性任务
	专科护理	基础护理	专科护理	基础护理		
第二周	在带教老师的指导下完成新患者的接待工作、出院患者的宣教工作	了解肾内科常见的静脉用药及功效,并熟知本科快滴、慢滴、微泵药物	了解肾内科常用口服药的外观、用法用量、注意事项。在带教老师指导下能正确发放口服药并宣教	1.掌握各种静脉留置的冲管方法;2.在带教老师指导下能进行静脉输液,肌肉注射及皮下注射		小讲课
第三周	能叙述经皮肾脏穿刺活检术的健康宣教	掌握动静脉内瘘手臂的注意事项,在带教老师的指导下完成患者内瘘手臂的听诊	在带教老师指导下进行腹膜透析换液操作	能在带教老师的指导下独立进行心电监护、心电图操作		1.实习生与带教老师工作互评;2.理论考试;3.实习鉴定书写;4.完成操作考试

续表

周次	知识目标		技能目标		素质与思政目标	阶段性任务
	专科护理	基础护理	专科护理	基础护理		
第四周	能叙述肾内科疾病临床表现、护理要点、治疗原则及健康宣教	1.熟知跌倒的相关因素和预防措施；2.能叙述压力性损伤的分级及预防措施	在带教老师的指导下能进行腹透导管出口护理	熟知腹膜透析置管术围手术期的宣教及手术用物的准备		1.教学查房；2.完成实习计划，并放入实习手册

肾内科教案如表15-2所示。

表15-2　肾内科教案

带教重难点及策略	**重点：** 1.了解肾内科工作常规及专科特色。 2.掌握肾内科疾病临床表现、护理要点、治疗原则及健康宣教。 3.掌握经皮肾脏穿刺活检术的健康宣教及护理。 4.掌握肾内科常见操作技能，如：留置针穿刺、静脉采血、静脉输液、吸氧、雾化吸入、血糖监测、胰岛素注射、心电监护等。 5.熟悉肾内科专科操作技能，如：腹膜透析换液操作、腹透导管出口护理、动静脉内瘘的听诊等。 6.提高临床沟通能力，增强安全意识。 **处理：** 1.了解实习生的概况，如职业选择原因、个性、爱好等，与实习生能进行有效、及时的沟通，理解、关爱实习生，尊重实习生的选择，让实习生明白工作本身是促成我们成长的人生经历，并最终将提升我们的人生价值。护理工作是千千万万种工作中的一种，平凡而又伟大

续表

带教重难点及策略	2.要求实习生做好肾脏疾病相关的理论知识复习,临床带教中加强理论知识的现场考核,并指导实习生将理论知识运用于临床中。指导实习生学习临床新理论、新知识,不限形式合理利用碎片时间,相互探讨临床实践过程中遇到的问题,提高工作责任感,提升临床学习氛围。 3.带教老师一对一、手把手,将工作中点点滴滴的操作按照流程细致入微地进行带教。 4.带教老师应针对临床案例教导实习生提前收集沟通前素材,如患者的化验报告、检查数据、用药和治疗要求等信息,现场示范具体沟通方法后由实习生独立完成同类沟通,提高实习生自信心,并取得患者的信任。另外,还应将团队意识、团队协作、团队沟通纳入沟通能力培养内容中去。仅凭个人能力是无法完成整个病区的患者护理的,因此,团队沟通至关重要。带教老师应现身说法,带领实习临床与患者及其家属、与工作团队的其他成员进行沟通。 **难点:** 提升实习生在护理工作中的安全意识。 **处理:** 1.科室应做好实习生的服务工作,熟悉实习带教工作,带教老师应能够及时解答和处理实习生在临床实习中遇到的各种问题,加强与实习生的沟通交流,使实习生能融入一个团结、友善、互助的工作团队。 2.带教老师应做好工作中的榜样,积极、用心地投入工作中,正向影响实习生。带教老师带教临床技能的同时还应传授实习生正向的人生价值观,以身作则,告知实习生积极的工作态度和工作成果肯定能得到周围人的认可,从而使他们内心满足而产生自信,获得坚守护理工作的动力,激励他们积极、努力地投入工作,形成一个良性循环

续表

学习任务	**案例**：患者，女，74岁，既往"高血压、糖尿病、房颤"病史。因"突发晕厥20d，嗜睡3d。"收入心内科。入院查体：意识清醒，脉搏87次/min，呼吸18次/min，血压161/87mmHg，体温36.6℃，精神可，心率92次/min，心律齐，双下肢无明显水肿，入院诊断：1.晕厥；2.冠状动脉粥样硬化性心脏病；3.高血压；4.糖尿病。入院后完善相关辅助检查，对症治疗。入院当天肌酐117.5μmol/L，2d后复查肌酐154.4μmol/L，3d后再次复查肌酐213.2μmol/L，患者肌酐进行性上升，肾内科会诊考虑患者急性肾衰，不能排除小球性可能，为进一步明确诊断治疗。由心内科转入肾内科。完善诊疗计划，第2日上午行肾脏穿刺活检术，肾穿前予"注射用白眉蛇毒血凝酶"预防出血。于10：20安返病房，查：体温36.7℃，脉搏83次/min，呼吸18次/min，血压127/60mmHg，嘱患者平卧24h，密切观察脉搏、血压。鼓励患者多饮水。11：40左右解出鲜红色尿液，量约100mL，有血凝块，有腹胀不适，伴大汗淋漓，测生命体征：体温36.5℃，心率97次/min，呼吸18次/min，血压90/54mmHg，指测氧饱和度99%。嘱绝对卧床休息，立即予维生素K1止血，积极补液，留置三腔导尿管，持续膀胱冲洗。 **任务：** 1.这位患者发生了什么？ 2.作为实习生你能做些什么？ 3.这样的事件发生的原因有哪些？ 4.如何避免此类事件的发生？
带教反思	通过带教老师精讲指点、结合临床患者案例分析、讨论，实习生了解了肾内科常见疾病的临床表现，了解了肾内科疾病治疗和护理的要点，掌握了肾内科辅助检查及临床意义

三、实习生理论考核

肾内科护理实习生考核大纲

1.**总则**：为全面了解并客观、公正地评价实习生的实习效果、工作能力、工作态度,提高实习生工作积极性,特制定本考核大纲。

2.适用范围:肾内科实习生。

3.制定原则:使实习生能在肾内科实习期间通过带教老师的知识传授获得系统性的护理工作知识。在短暂的实习工作中,师生能相互督促完成带教实习任务,并取得良好的实习效果。

四、实习生操作考核

肾内科临床腹膜透析患者较多,腹膜透析相关性操作较多,且具备专科特色性,因此这类项目的操作考核较为特色。科室将操作评分标准提供给实习生,让实习生提早熟悉内容,带教老师对操作过程中会出现的重点和难点给予现场演示和细节讲解,让实习生真正理解操作的含义,使操作流程更加顺畅、自然。肾内科操作考核标准如表15-3、表15-4所示。

表15-3腹膜透析液双联系统换液操作考核及评分标准

科室:＿＿＿＿姓名:＿＿＿＿得分:＿＿＿＿

项目		程　　序	完成	未完成	
				未做	错误
自身准备		洗手:六步洗手法			
		戴口罩			
操作前准备		用物准备			
		环境准备 ★			
操作步骤	准备	核对 ★			
		评估患者			
		解释			

续表

项目		程　　序	完成	未完成	
				未做	错误
操作步骤	准备	询问是否需要大小便			
		安置合适体位			
		取出患者身上的短管			
		检查腹透液、碘伏帽的质量[1]★			
	连接	拉开接口拉环★			
		取下外接短管上的碘伏帽			
		旋转腹透液管路连接端口与短管末端迅速相连,连接时应短管口朝下,避免牵拉管路★			
	引流	悬挂透析液袋[2],用管路夹子夹住入液管路★			
		引流袋放低位[3]			
		将短管开关旋开,开始引流,同时观察引流是否通畅及速度,观察引流液是否浑浊★			
		引流完毕后关闭短管			
	冲洗	将透析液袋口的出口塞折断			
		移开入液管路的夹子			
		观察透析液流入引流袋,约5s★			
		用管路夹子夹住引流管路			
	灌注	打开短管旋钮开关开始灌注			
		灌注结束后关闭短管			
		再用另一个管路夹子夹住入液管路			
	分离	撕开碘伏帽的外包装,检查帽盖内海绵是否浸润碘液★			
		将短管与腹膜透析液分离			
		短管朝下,旋紧碘伏帽至完全密合★			

续表

项目		程　　序	完成	未完成	
				未做	错误
操作步骤	结束	透出液称重			
		记录、计算超滤量★			
		观察透出液是否澄清★			
		安置患者,整理用物			
		引流液处理			
		洗手:六步洗手法			
注意事项		严格无菌操作			
操作熟练程度		动作轻巧、稳重、有条不紊			
人文关怀		操作中注意与患者交流,观察患者有无不适主诉			
缺失件数					
未完成件数					
完成件数					
平均完成比率					

注:

1.查看有效期,用力按压腹膜透析液,查看有无渗漏,查看绿色出口塞有无断裂,腹膜透析液有无流入管路,接口拉环紧密,引流袋完整干燥。查看碘伏帽的有效期,外包装的完整性,确保无漏气。

2.腹膜透析液袋悬挂在高于患者腹部50~60cm。

3.引流袋放于低位塑料盆内,低于患者腹部50~60cm,光面朝上。

4.腹膜透析操作考试总分100分,分37件考点,其中加★号考件5分,余项为1.6分,总分低于90分,为不合格。

表15-4 腹膜透析出口处护理操作考核及评分标准

科室:_____ 姓名:_____ 得分:_____

项目	程　序	完成	未完成	
			未做	错误
自身准备	洗手:六步洗手法			
	戴口罩			
操作前准备	用物准备			
	环境准备★			
操作步骤	核对			
	评估患者[1]			
	解释			
	安置合适体位			
	戴手套★			
	取出患者身上的短管			
	患者戴上口罩			
	取下出口处的旧敷贴[2]★			
	观察出口处情况			
	进行评估:沿皮下隧道挤压★			
	操作者再一次洗手			
	戴上无菌手套			
	用棉签蘸0.9%氯化钠注射液由内往外环形清洗出口处周围1cm以内的皮肤★			
	用棉签蘸聚维酮碘溶液清洗出口处周围1cm以外的皮肤,以出口处为圆心,由里向外环形擦洗[3]★			
	无菌干棉签蘸干或等待30~60s让聚维酮碘溶液自然风干			
	打开无菌敷贴			
	高举平台固定腹透管[4]★			

续表

项目	程　序	完成	未完成	
			未做	错误
操作步骤	敷贴贴于出口处⁵★			
	短管放入腰带中⁶★			
	安置患者			
	用物整理			
	记录出口处情况			
	洗手:六步洗手法			
注意事项	严格无菌操作★			
操作熟练程度	动作轻巧、稳重、有条不紊			
人文关怀	操作中注意与患者交流,关心患者			
缺失件数				
未完成件数				
完成件数				
平均完成比率				

注:

1.早期出口处护理一般每周一次,长期出口处护理每天或隔天换药一次。

2.由下往上取下出口处的旧敷贴为错误:如果出口有痂皮,不能强行揭掉,用0.9%氯化钠注射液软化后轻轻去除。

3.清洗剂流到出口处或隧道里为错误。

4.敷贴先固定腹透导管,再贴出口处。

5.固定时要顺着腹透导管和外接短管的自然走势。

6.腹透管放入腰带中,钛接头与腹透导管连接处扭曲、受折为错误。

7.操作中未严格执行无菌原则为未做,此项全扣分。

8.腹膜透析出口处护理考试总分100分,分30件考件,其中加★号考件5分,其余项为2.5分,总分低于90分,为不合格。

参考文献

[1] 崔丽霞. 综合护理在经皮肾穿刺活检术患者围手术期中的应用[J]. 西藏医药,2022,43(3):105-107.

[2] 余启军,邬效柱. 多普勒超声引导下肾穿刺活检在肾脏病变患者诊断中应用[J]. 现代科学仪器,2021,38(4):114-118.

[3] 黄海萍. 超声引导下经皮肾脏穿刺活检术的护理应用研究[J]. 世界最新医学信息文摘,2020,(99):243-244.

[4] 兰传英. 探讨76例肾穿刺活检术患者的围手术期护理措施[J]. 临床医药文献电子杂志,2019,6(49):11-12.

[5] 刘妍,隋心,邵畅. B超引导下经皮肾脏穿刺活检的临床护理及体会研究[J]. 世界最新医学信息文摘,2018,18(A2):243,248.

（王芳）

第十六章

血液肿瘤科实习生带教手册

本章旨在帮助实习生掌握血液肿瘤科常见疾病的病因、临床表现、诊断方法和治疗原则;在实习的过程中需掌握血液肿瘤科基本操作(如化疗输液泵的正确使用、中心静脉导管的日常维护、血液制品的输注等);还需培养实习生评估患者、制订护理计划、监测病情变化的能力;指导实习生进行有效沟通,提升沟通和心理支持能力;实习生培养团队意识,提升团队协作能力;在带教老师的指导下选取典型病例,进行个案分析;定期进行学习进度评估,鼓励实习生自我反思和反馈。

一、科室介绍

血液肿瘤科主要负责收治患有白血病、淋巴瘤、多发性骨髓瘤和各类实体恶性肿瘤等疾病的患者。它是一个专业性极强的科室,收治的患者具有病情复杂、免疫力低下、心理压力大等特点。

二、实习生带教计划

血液肿瘤科带教计划如表16-1所示。

表16-1　血液肿瘤科实习生带教计划

周次	知识目标		技能目标		素质与思政目标	阶段性任务
	专科护理	基础护理	专科护理	基础护理		
第一周	1.熟悉科室环境、布局及物品放置；知晓本病区安全通道、消防设备的放置地点； 2.了解各岗位作息时间、工作流程、各班职责； 3.熟悉消毒隔离的制度	1.掌握医院垃圾分类制度，针对感染性医疗垃圾、利器等能正确投放； 2.掌握出入院患者的健康宣教； 3.掌握晨间护理的内容； 4.掌握手卫生； 5.掌握针刺伤流程	1.能在带教老师指导下接待新患者并进行宣教； 2.能在带教老师指导下完成出院患者的健康宣教； 3.掌握耳温仪、电子血压计、血糖仪的使用	1.掌握生命体征的正常值，如T、P、R、BP、SO$_2$，正确记录患者疼痛、尿量、大便等情况； 2.掌握各种铺床法、能协助卧床患者更换床单、掌握危重患者的床单更换的注意事项； 3.掌握移动护理终端PDA使用	素质目标： 1.尊重患者，始终保持对患者的人格尊重，理解并关心他们的感受和需求； 2.保持对护理工作的热情和专注，不断提升自己的专业技能和知识水平； 3.遵守医疗伦理原则； 4.具有良好的沟通和协作能力； 5.学会管理自己的情绪，保持冷静和专业的态度	熟悉病区环境、科室规章制度和基础护理

续表

周次	知识目标		技能目标		素质与思政目标	阶段性任务
	专科护理	基础护理	专科护理	基础护理		
第一周					思政目标： 1.培养实习生对护理专业的热爱，坚定职业信念，树立为患者健康不懈努力、无私奉献的职业精神； 2.培养实习生"全人"的护理观，从生理、心理、社会等多方面关注患者，提供全方位的护理服务	
第二周	1.掌握化疗期间的饮食宣教； 2.熟悉常用化疗药物及主要副作用	1.能阐述常见化疗药物的输注顺序； 2.掌握肌肉注射、皮下注射的部位	1.观摩中心静脉置管患者如PICC、颈穿的换药视频和日常维护	1.能在带教老师的指导下正确进行口服给药、肌肉注射、皮下注射、雾化吸入等		小讲课

192

续表

周次	知识目标		技能目标		素质与思政目标	阶段性任务
	专科护理	基础护理	专科护理	基础护理		
第二周	3.掌握针对白细胞低下患者漱口水使用的健康宣教；4.掌握贫血、血小板低下患者的约血、输血流程	3.掌握雾化吸入后的健康宣教；4.掌握给药后的健康宣教（特殊药物包括阿片类等）；5.能叙述各类检查前的注意事项，如胃肠镜、MRI、骨ECT、PET–CT等	2.了解血液肿瘤科常见病的临床表现及护理要求	2.掌握静脉导管的使用及注意事项，完成输液更换；3.在带教老师的指导下完成约血和输血操作		
第三周	1.熟悉皮试过敏反应的临床表现和急救措施；2.掌握骨穿、腰穿后的健康宣教	1.观摩皮试的配置，掌握正确配置青霉素及头孢皮试液的方法（询问实习生过敏史）	1.观摩医生的骨穿操作或腰穿操作；2.熟悉化疗患者骨髓抑制的护理	1.能正确配置青霉素及头孢皮试液、皮试操作、化疗输液泵的使用、采血		1.师生互评；2.理论考试；3.实习鉴定书写；4.操作考试

续表

周次	知识目标		技能目标		素质与思政目标	阶段性任务
	专科护理	基础护理	专科护理	基础护理		
第三周	3.掌握化疗患者骨髓抑制的健康宣教;4.掌握化疗输液泵的使用注意事项	2.掌握皮试穿刺的部位;3.能区分各类血、尿、粪、痰标本(容器的选择)		2.能正确留取各类血液、体液标本		
第四周	1.观摩危重患者抢救过程;2.熟悉层流罩使用的适应证和注意事项	1.熟悉抢救车内抢救药物的作用、剂量、用法和不良反应;2.熟悉危重患者转运过程中生命体征的观察	1.掌握以下仪器使用:微泵、心电监护、呼吸球囊、负压吸引器;2.熟悉危重患者转运的用物准备	1.熟悉危重患者的病情观察和护理;2.熟悉危重患者转运护理;3.协助带教老师完成层流罩的搭建		1.教学查房;2.完成实习计划

血液肿瘤科教案如表16-2所示。

表16-2　血液肿瘤科教案

带教重难点及策略	**重点:** 1.掌握血液肿瘤科常见病(如白血病、淋巴瘤、多发性骨髓瘤、肺癌、胃肠癌等)的相关理论及护理重点。 2.掌握血液肿瘤科常见操作技能(如化疗输液泵的使用、中心静脉导管护理、外周静脉导管护理)

	3.熟悉化疗期间抗肿瘤药物输注的顺序和病情观察。
	处理：
	1.学习相关理论知识：了解这些疾病的病因、病理、生理、临床表现、诊断方法、治疗原则和预后等。可以通过阅读专业书籍、期刊文献等方式获取知识。针对不同疾病掌握护理重点，例如：对于白血病，需要关注患者有无感染、出血、贫血、化疗药物副作用等；对于淋巴瘤，需要关注患者的淋巴结大小，有无发热、体重减轻等症状；对于多发性骨髓瘤，需要关注患者的骨痛、贫血、肾功能不全等症状。
带教 重难 点及 策略	2.学习化疗泵的原理、操作步骤、常见故障排除方法等。观摩深静脉置管患者(如PICC、颈穿的换药视频和日常维护)，在带教老师的指导下，对模拟人进行深静脉导管的实际操作。熟悉深静脉导管的操作技巧和注意事项后，在带教老师的指导下进行真人操作。掌握深静脉导管的护理要点，如穿刺部位有无红肿、渗液、过敏，导管有无滑脱、敷贴是否固定妥当，等等。
	3.严格按照医嘱进行化疗，包括药物的种类、剂量、输注顺序和输注时间等。能够区分化疗药物和普通药物的标识。掌握常见靶向药物(如利妥昔单抗、贝伐单抗、曲妥珠单抗等)、免疫治疗药物(如帕博利珠单抗、干扰素、白介素等)、常见的化疗药物(如环磷酰胺、长春地辛、环磷酰胺、吉西他滨等)的作用和副作用的观察。
	难点：
	1.实习生能够有效沟通，给予血液肿瘤患者心理支持。特别是初次确诊肿瘤的患者，会经历一些复杂的心理变化。
	处理： 实习生应学习心理支持的基本技巧，如倾听、共情、鼓励等。了解不同时期患者的心理反应。患者心理通常可以分为以下几个阶段：否认期、愤怒期、抑郁期、接受期、适应期。通过学习心理支持技巧，实习生可以更好地与患者沟通。通过观察患者的心理变化，识别有无焦虑、恐惧、抑郁等情绪，多与带教老师沟通，参加专业心理支持团队的培训班。通过参与心理支持团队，实习生可以学习更多的心理支持方法，提高自己的心理支持能力

续表

带教重难点及策略	2.实习生进入临床工作后需培养团队意识,以确保能够与其他医疗专业人员协同工作,提高护理的服务质量。 **处理:**带教老师应循序渐进地培养实习生的团队意识:入科后,带教老师首先介绍团队中的其他成员,包括其他护士、医生、医疗技术人员和行政人员。这可以帮助实习生了解他们的角色和职责,并了解如何与他们合作。其次,强调沟通,团队合作的关键是良好的沟通。带教老师应该鼓励实习生积极与他人沟通,包括向带教老师和其同事报告任何问题或担忧。最后,多让实习生参与MDT团队的讨论,鼓励他们发言,以帮助他们感受到自己的职业的价值和意义
学习任务和典型的案例	**案例:**患者因发热4d,发现白细胞增多2d,门诊拟以"白细胞增多,血小板减少,感染性发热"收入院。入院时:精神软,情绪稳定,体温高,牙龈肿胀伴少量出血。外院查血常规+CRP:白细胞计数 88.16×10^9/L,血红蛋白121g/L,血小板计数 40×10^9/L,CRP 13.64mg/L。 **任务:** 1.对这位患者,首先考虑哪种疾病? 2.首先需要做什么检查? 3.目前主要的护理诊断是什么? 4.针对该患者,主要的护理措施有哪些?
带教反思	通过带教老师精讲点拨、案例分析、讨论,实习生了解了血液科疾病的常见发病原因和临床表现;熟悉了血液科常见辅助检查;掌握了血液科疾病的治疗和护理要点

三、实习生理论考核

血液肿瘤科护理实习生考核大纲

1.总则:为评估实习生对血液肿瘤科相关知识、护理技能、疾病理解及对患者管理能力的掌握程度,客观、公正地评价实习生的实习效果、工作能力、工作态度,特制定本考核大纲。

2.适用范围:血液肿瘤科实习生。

3.制定原则:突出目标导向性、全面性、实用性、层次性、公平性与客观性。考核内容应紧密围绕血液肿瘤科护理实习的目标和要求,涵盖基础理论、常见疾病及其护理措施、化疗前后护理、并发症管理、药物治疗、患者教育及心理护理等方面;侧重于考核实习生理论联系实际的能力包括病例分析、护理计划制订、应急处理能力;区分不同难度层次,既包含基础概念,又涉及案例分析及批判性思维的考察;采用多种题型,考核内容适时更新,纳入最新的研究成果和临床指南。

四、实习生操作考核

血液肿瘤科的技能操作有别于其他科室,为了实习生能够熟练掌握相关操作,方便以后能够胜任血液肿瘤科护理工作,应在查阅相关文献的基础上制定以下操作评分标准,以供实习生练习和考核。血液肿瘤科实习生操作考核标准如表16-3、表16-4所示。

表16-3　血制品输注操作考核及评分标准

科室:＿＿＿＿＿　姓名:＿＿＿＿＿　得分:＿＿＿＿＿

项目	程　　　序	完成	未完成		扣分原因
			未做	错误	
自身准备	仪表端庄				
	规范洗手				
	戴口罩				

续表

项目	程　　序	完成	未完成		扣分原因
			未做	错误	
操作准备	患者病区、床号、姓名、住院号、原始血型、出生日期				
	血液查对 ★ 交叉配血报告单、血袋标签、输血量、有效期、血袋有无渗漏、输血医嘱				
	血制品质量				
	两人查对并签全名				
	用物准备、环境准备				
操作步骤	准备 核对患者信息、评估患者				
	解释、询问大小便				
	询问过敏史				
	安置合适体位				
	戴手套				
	过程 建立静脉通路				
	根据医嘱给患者输血前用药				
	由2名医护人员带患者病历本在床旁再次核对床号、姓名、出生日期、血型及血液质量★				
	以旋转动作轻轻摇动贮血袋,去除贮血袋接口外盖连接输血器				
	调节输血滴数:15~30滴/min				
	安置患者再次核对★				
	在电子病历及交叉配血单上记录输血时间、双人签全名				
	解释输血的注意事项				
	输血15min后再次调节滴数				

续表

项目	程　　序		完成	未完成		扣分原因
				未做	错误	
操作步骤	加强巡视,观察患者有无输血反应					
	血液输完后继续滴注少量生理盐水					
	将血袋送回输血科至少保留一天					
	填写输血结束时间,将交叉配血报告单夹入病历中					
	用物处理					
	规范洗手					
	记录★	输血起止时间、滴速				
		输血开始、输血开始15min、输血结束15min,输血结束后4h生命体征				
		电子护理记录单上记录血型、输血成分、输血量				
		如有不良反应,记录发现不良反应时间、处理及效果				
注意事项	严格三查八对及无菌原则					
	取回的血液应尽快输用,不得自行储血					
	血液内不得加入其他药物					
	严禁同一通路同时输入不同供血者的血液或液体					
操作熟练程度	动作轻巧、稳重、有条不紊					
人文关怀	操作中注意与患者交流,关心患者					

续表

项目	程　　序	完成	未完成		扣分原因
			未做	错误	
结果	未做件数：　　　　　错误件数： 未通过加★号件数： 总点评				

注：

1.输血考试总分100分，分32件考件，其中加★号考件4分，其余项为3分。总分低于90分，为不合格。

表16-4　PICC维护操作考核及评分标准

科室：＿＿＿＿＿　姓名：＿＿＿＿＿　得分：＿＿＿＿＿

项目	程　　序	完成	未完成	
			未做	错误
自身准备	洗手，戴口罩、帽子			
操作前准备	用物准备： PICC换药包（内含75%乙醇棉棒3支、2%葡萄糖酸氯己定乙醇或有效碘浓度不低于0.5%的碘伏或2%碘酊棉棒3支、酒精棉片2片、小方纱、透明敷料10cm×12cm、免缝胶带、无菌手套1付）无针输液接头、0.9%生理盐水、20mL注射器、免洗手消毒液、皮尺、污物桶、利器盒。检查一次性物品质量（有效期、有无膨胀、外包装有无破损）[1]			
	环境清洁，光线明亮			

项目		程　　序	完成	未完成	
				未做	错误
操作步骤	准备	身份核对:姓名、出生日期			
		解释PICC维护目的,取得配合			
		询问大小便,有无乙醇、碘、胶布过敏史			
		协助患者取舒适体位,手臂外展			
		手臂下方垫一块治疗巾			
		皮尺测量上臂臂围			
	过程	洗手			
		打开接头的无菌包装,用生理盐水行预冲			
		戴无菌手套			
		乙醇棉片消毒接头的横切面及外围至少20下,15s以上,去除残胶[2]			
		连接新的接头,确保连接紧密			
		用脉冲方式冲入生理盐水10~20m			
		生理盐水剩余0.5~1.0mL时,以边推注药液边退的方法脱开注射器			
		0或180度角撕除敷贴(从导管远心端向近心端)[3]			
		观察穿刺处周围皮肤情况及导管置入深度			
		再次洗手或者用免洗手液消毒			
		用乙醇大棉棒轻柔清洁穿刺点周围皮肤至少2遍,去残胶,用力适中,自然待干,消毒范围:15cm×15cm以上,使用机械摩擦力,必要时可重复[4]			

续表

项目		程　　序	完成	未完成	
				未做	错误
操作步骤	过程	用2%葡萄糖酸氯己定乙醇或有效碘浓度不低于0.5%的碘伏或2%碘酊大棉棒消毒以穿刺点为中心皮肤至少2遍,用力适中,自然待干,消毒范围:15cm×15cm以上,使用机械摩擦力,必要时可重复[4]			
		用第3根含2%葡萄糖酸氯己定乙醇或有效碘浓度不低于0.5%的碘伏或2%碘酊大棉棒消毒导管及固定翼上下两面(由内到外)			
		等待消毒剂自然干燥			
		合理固定导管,固定翼应固定在贴膜里面,以穿刺点为中心无张力贴上新的无菌透明敷贴,一条胶带蝶形交叉固定延长管[5]			
		在敷贴的小标签上注明更换日期、时间、姓名[6]			
		观察患者更换后情况			
		整理用物、洗手			
		维护手册记录穿刺部位情况、导管深度、敷贴更换时间并签名[7]			
注意事项		导管应有标识并注明更换日期、时间、姓名[8]★			
		观察导管置入深度,有内缩应外拉至原有的刻度已外滑的导管不能内送			
		置管期间需做到[9]:			

续表

项目	程　　序	完成	未完成	
			未做	错误
注意事项	1）保持导管通畅，在每次静脉输液、给药后需用10~20mL生理盐水脉冲式冲洗并正压封管，输入化疗药物、氨基酸、脂肪乳等高渗、强刺激性药物或输血前后应及时冲管。 2）冲封管应使用10mL及以上注射器或一次性专用冲洗装置，不应用于高压注射泵推注造影剂和血流动力学监测（耐高压导管除外）。 3）每周至少进行一次维护，纱布及任何纱布用于无菌透明敷贴下的敷贴形式，不得超过48h更换敷贴。 4）穿刺处局部皮肤感染、渗血、渗液、出汗及敷料松脱、污染、破损时应缩短敷料更换间隔时间，必要时随时更换。 5）接头可能发生损坏时，每次经由接头取血后，不管什么原因取下接头后要及时更换			
操作熟练程度	动作轻巧、稳重、有条不紊，整体操作时间少于10min[10]			
人文关怀	着装整齐，仪表端庄，操作中注意与患者交流，关心患者			
结果	未做件数：　　错误件数：　　未通过加★号件数：			
	总点评：			

注：

1.用物准备及检查一次性用物质量，如缺1项扣0.5分，最多扣3分。

2.乙醇棉片消毒接头的横切面次数或时间不够扣1分，未消毒接头外围扣3分。

3.不符合0或180度角原则扣1分,方向错误致导管外移大于1cm扣1分,污染无菌区域扣3分。

4.消毒时范围太小扣1分,遍数、力度不够各扣1分。

5.张力粘贴扣1分,固定翼未放在贴膜内扣1分,未蝶形交叉固定扣1分。

6.记录少1项扣1分,最多3分。

7.穿刺部位情况记录少扣1分,其余缺少1项扣0.5分。

8.无标识扣2分,未注明或注明缺少扣1分。

9.此5项其中2项及以上回答错误不得分,全对得4分。

10.整体操作不流畅,时间大于10min扣3分。

11.PICC维护考试总分100分,分33件考件,加★考件未做扣4分,其他考件未做扣3分,错误酌情扣分。总分低于90分,为不合格。

参考文献

[1] 郭宇飞,蔡英杰,黄楚涵,等.本科实习护生情绪智力、叙事能力与临床沟通能力关系的研究[J].中华现代护理杂志,2023,29(34):4642-4649.

[2] 张莉莉.课程思政背景下护理综合人文修养项目化课程的构建对在校护生人文修养的应用效果[J].中华养生保健,2024,42(5):89-92.

[3] 卢喜玲,杨孟丽,陈春晓,等.基于PDCA的护理管理模式在急性白血病化疗患者中的应用[J].中华现代护理杂志,2018,24(36):4428-4432.

[4] 鲍婷婷,朱莉,刘文文.多元化护理干预在急性白血病患者预防感染中的应用[J].齐鲁护理杂志,2022,28(21):38-41.

(张靓艳)

第十七章

泌尿外科实习生带教手册

本章旨在帮助实习生掌握泌尿外科常见疾病的病因、临床表现、诊断方法和治疗原则;学习泌尿外科基本操作(如更换引流袋、留置导尿、膀胱冲洗等);理解并应用患者评估、制订护理计划、监测病情变化的能力;提高与其他团队的沟通协调能力,掌握与患者及其家属的沟通技巧;在带教老师的指导下挑选经典案例,辨证分析;定期进行学习反馈,查漏补缺。

一、科室介绍

泌尿外科常规开展各种复杂疑难泌尿生殖肿瘤(如前列腺癌、肾癌、膀胱癌及肾上腺肿瘤等)的治疗。

二、实习生带教计划

泌尿外科实习生带教计划如表17–1所示。

表17-1 泌尿外科实习生带教计划

周次	知识目标		技能目标		素质与思政目标	阶段性任务
	专科护理	基础护理	专科护理	基础护理		
第一周	1.熟悉科室环境、劳动纪律、规章制度、各班职责；2.掌握壁式吸氧、氧气雾化吸入的操作	1.知道各种消毒物品的有效期、锐器处理的规范；2.了解病房物品放置6S管理；3.掌握生命体征测量	能在带教老师的指导下完成新患者入院首程，了解简要病史采集规范	1.能说出T、P、R、BP、SpO$_2$的正常值；2.协助患者洗漱、更换床铺衣物、观察病情	素质目标：具有服务患者的意识，敬爱工作的精神，树立良好的道德标准。思政目标：1.敢于担当拼搏的精神、慎独精神、爱岗敬业精神；2.培养与患者及其家属进行有效沟通的能力；3.培养实习生责任制护理意识	

周次	知识目标		技能目标		素质与思政目标	阶段性任务
	专科护理	基础护理	专科护理	基础护理		
第二周	能正确掌握持续膀胱冲洗操作,掌握注意事项及目的	熟悉跌倒评估的要点及预防措施;能说出压力性损伤的4个分期及2个阶段,掌握预防措施	1.掌握过敏反应的处理原则,掌握密闭式留置针操作;2.掌握前列腺穿刺检查前后的注意事项,进行正确的宣教,掌握引流管的注意事项	1.掌握口腔护理、会阴护理、翻身的方法;2.掌握皮下、皮内、肌肉注射操作		小讲课
第三周	能叙述泌尿系统疾病的临床表现、护理要点、治疗原则及健康宣教;能叙述泌尿外科常用药物的作用及副作	掌握心电监护的使用,报警设置范围及参数要求	了解配制青霉素及头孢哌酮皮试液的方法	能在带教老师的指导下正确发放口服药,了解本科常用口服药的外观、用法用量、注意事项		1.实习生与带教老师工作互评;2.理论考试;3.实习鉴定书写;

续表

周次	知识目标		技能目标		素质与思政目标	阶段性任务
	专科护理	基础护理	专科护理	基础护理		
第三周	用,叙述本科常用化疗药物及免疫治疗					4.完成操作考试
第四周	能叙述前列腺增生的健康宣教	能熟练进行各类引流袋的更换	能在带教老师的指导下进行静脉血的采集,并能说出各项常见指标的意义	掌握微量泵的操作规范		1.教学查房; 2.完成实习计划,并放入实习手册

泌尿外科教案如表17-2所示。

表17-2　泌尿外科教案

带教重难点及策略	**重点:** 1.理解护理工作为什么会存在,以及存在的价值。 2.掌握前列腺癌、前列腺增生、膀胱肿瘤、肾肿瘤等疾病相关的理论知识及护理要点。 3.掌握泌尿外科常见操作技能,如:留置针穿刺、静脉采血、雾化吸入、壁式吸氧、膀胱持续冲洗等。 4.要会沟通,懂沟通,用沟通,通过沟通解决任何临床护理问题。 **处理:** 1.了解实习生的基本情况,如职业选择原因、性格、兴趣等,与实习生能进行高效、及时的沟通,爱护、关心实习生,尊重实习生的选择,让实习生明白工作能够实现自我价值,为社会做出重大贡献,能够实现个人成长

带教重难点及策略	2.要求实习生做好泌尿系统章节的理论知识复习,定期进行理论考试和技能考核,做好日常表现评价及综合评价。掌握紧急情况下的初步处理技能,学习新知识、新技能,及时反馈学习中的问题和困难,进行自我总结和反思。 3.通过下发操作流程表单,组织操作视频学习,带教老师一对一带教,确保实习生的各项操作正确无误。 4.学校的理论知识存在于绝对化及制度化,而实际的社会环境却千变万化。实习生从学校毕业后进入社会,与患者沟通较为机械,一问一答的应试模式不能与真实的护理实践相适应,导致实习生沟通技巧过于局限、生硬。而带教老师应针对科室实际案例进行宣教及分析,发现问题、分析问题、解决问题,通过过程化的研讨提前准备沟通素材以应对突发情况,当然,各类患者相关数据的前期准备也必不可少。应以老带新为主、现场示范相结合的方式通过协同或独立方式完成同类沟通,增强实习生自信心,并取得患者的信任。应教会实习生遇到困难及时向身边的同事或领导求助,让其明白团队的重要性及必要性。 **难点:** 实习生对护理工作持久力及执行力不够。 **处理:** 1.分析大环境下的就业困境,明晰企业与事业单位的不同点及区别点,明确工作的重要性与责任心,平凡造就责任,责任造就美好。 2.日常工作中多与实习生交流、探讨相关问题,可以是工作内外的事情,多了解,多沟通,必要时可以从其身边的要好朋友入手或进行家访,协助解决困扰问题。 3.做好任务分解,做到相对公平,多些工作中的正向激励,少点处罚及责备,以鼓励、学习为主,但也要明确事情的轻重缓急及重要与否,可提前反复叮嘱。 4.做好传帮带的工作,自身树立正确价值观,党员带头,中层带头,分享处事经验,对疑难问题及服务沟通进行复盘,整理要点

续表

学习任务和典型的案例	**案例**:患者,男,68岁,因"血PSA高1周",拟以"前列腺疾患"收住我科。入院时患者神志清,情绪稳定,自诉尿频尿急存在,未诉其他不适。生命体征:体温37℃,脉搏72次/min,血压波动在100~120/67~78mmHg,血氧饱和度98%。入院当天下午行前列腺活检术,安返病房后测生命体征:体温39℃,脉搏115次/min,血压88/54mmhg,血氧饱和度94%。肛门处纱布填塞,未见明显出血。 **任务:** 1.这位患者可能发生了什么? 2.作为实习生你应该做些什么? 3.这样的事件发生的原因有哪些? 4.如何避免此类事件的发生?
带教反思	通过带教老师精讲指点、案例分析、讨论,实习生了解了泌尿外科疾病的常见发病原因和临床表现,知道了泌尿外科疾病治疗和护理的要点,掌握了泌尿外科常见药物作用及副作用、常见辅助检查及临床意义

三、实习生理论考核

泌尿外科护理实习生考核大纲

1.总则:为全面了解并客观、公正地评价实习生的实习效果、工作能力、工作态度,提高实习生工作积极性,特制定本考核大纲。

2.适用范围:泌尿外科实习生。

3.制定原则:使实习生在泌尿外科实习期间通过带教老师的知识传授获得系统性的护理工作知识,在短暂的实习工作中,师生能相互督促完成带教实习任务,并取得良好的实习效果。

四、实习生操作考核

泌尿外科在更换引流袋和留置导尿方面的操作较多,因此这2项操作考核较为重视。科室将操作评分标准提供给实习生,让实习生提早做好练习,带教老师对操作过程中会出现的重点和难点给予现场演示和细节讲解,让实习生真正理解操作的含义,使操作流程更加顺畅、自然。操作评分标准如表17-3、表17-4所示。

表17-4　更换引流袋操作考核及评分标准

科室_____姓名_____得分_____

项目		程序	完成	未完成	
				未做	错误
素质要求		仪表端庄			
		洗手[1]			
		戴口罩			
操作前准备		用物准备			
		环境准备			
操作步骤	准备	核对患者信息			
		解释			
		取低半坐卧位或平卧位			
		戴手套			
	过程	1)检查伤口			
		2)注意保暖,必要时床帘遮挡			
		3)检查无菌引流袋质量			
		4)挂引流袋于床沿			
		5)引流袋外包装垫在引流管接口下面			
		6)挤压引流管[2]			

续表

项目		程序	完成	未完成	
				未做	错误
操作步骤	过程	7)用血管钳夹住引流管尾端3~6cm[3]★			
		8)消毒接口处2次,上下纵行消毒2.5cm[4]★			
		9)取无菌纱布,裹住接口处并进行分离			
		10)消毒引流管横截面			
		11)连接无菌引流袋,松开血管钳			
		12)挤压引流袋,观察是否通畅★			
		13)妥善安置引流袋[5,6]			
		14)安置患者			
		15)告知患者注意事项			
		16)观察引流液的颜色、性状、量[7]★			
		17)处理用物			
		18)洗手			
		19)做好记录★			
操作熟练程度		操作熟练、动作轻巧、有条不紊			
人文关怀		操作中注意与患者交流、关心患者			
结果		未做件数:　　　　错误件数:　　　　未通过加★号件数			
		总点评			

注:

1.六步洗手法不规范、戴口罩方法不对均为错误。

2.挤压引流管时,尽量从近伤口端开始挤压至接口处。挤压方法不到位为错误。

3.未夹闭引流管为未做,夹闭距离过近或过远均为错误。

4.消毒方法不正确,未按照无菌操作为错误。

5.引流袋位置合适,低于引流部位,离地,避免折叠、扭曲、拉扯。

6.妥善固定,防止拉脱。

7.记录引流液的质量。

8.更换引流袋考试总分100分,分30件考件,其中加★号考件5分,其余项为3分。总分低于90分,为不合格。

表17-5 女患者导尿操作考核及评分标准

科室:_____ 姓名:_____ 得分:_____

项目		程序	完成	未完成	
				未做	错误
仪态仪表		洗手			
		戴口罩			
操作前准备		一次性导尿包、污物桶、检查手套、20mL注射器、弯盘			
操作步骤	准备	身份核对			
		解释导尿目的,取得配合			
		评估意识、膀胱充盈程度、会阴部皮肤黏膜情况			
		酌情关闭门窗,窗帘遮挡,家属回避			
		清洗外阴,嘱患者自行清洁外阴,生活不能自理者给予协助			
		体位安置:松被尾,仰卧屈膝位,两腿略外展			
	过程	一次性中单垫于臀下,第一次消毒用物置于两腿中间,外阴消毒盘放于近会阴处			
		戴手套消毒外阴:阴阜→对侧大阴唇→近侧大阴唇→对侧小阴唇→近侧小阴唇→尿道至肛门★			

续表

项目		程序	完成	未完成	
				未做	错误
操作步骤	过程	按无菌原则打开插管包,铺于两腿之间[1]			
		退后一步戴无菌手套			
		铺孔巾:充分暴露会阴部,并与导尿包内面重合[2]			
		检查导尿管和引流袋,并连接			
		尖头镊子夹液状石蜡棉球润滑导管前端,放入弯盘内备用			
		以食指和中指分开大阴唇,上提,下压,充分暴露尿道口,消毒顺序:尿道口→对侧小阴唇→近侧小阴唇→尿道口★			
		将放导尿管的弯盘移至近会阴处,嘱患者张口呼吸			
		右手持镊子将导尿管插入尿道口4~6cm见尿后再插入1~2cm,动作轻、稳、准★			
		左手固定导尿管,向气囊内注无菌溶液12~15mL,轻拉导尿管遇阻力即可			
		将导尿袋置于大腿下方,固定于床旁,引流通畅			
		医疗废物放入污物桶内			
		协助患者穿裤,整理床单位,撤屏风			
		告知注意事项: 1)保持引流管通畅,避免导管受压,扭曲,牵拉或堵塞。 2)留置尿管期间多饮水,每日2000mL左右。 3)引流管低于耻骨联合,切忌尿液逆流,避免着地★			

项目		程序	完成	未完成	
				未做	错误
操作步骤	拔管	洗手			
		记录			
		洗手、戴手套			
		先行夹管,有尿意时将气囊内水抽尽,将导尿管拔出			
		整理床单位,观察患者排便情况			
		洗手			
		记录			
注意事项		尿管应有标识并注明置管日期			
		导尿过程中,若导尿管触及尿道口以外的区域,应重新更换导管			
		膀胱过度膨胀且衰弱的患者第一次放尿不宜超过1000mL			
		留置导尿期间应做到: 1)每日会阴消毒2次。 2)定期更换引流装置,更换导尿管。 3)拔管前采用间歇式夹闭引流管方式			
操作熟练程度		动作轻巧、稳重、有条不紊,操作中注意与患者交流,关心患者			
结果		未做件数：　　错误件数：　　未通过加★号件数：			
		总点评：			

注：

1.未按无菌原则打开插管包,或打开后污染无菌区域不得分。

2.孔巾未与导尿包内面重合违反无菌原则不得分。

3.导尿考试总分100分,分36件考点,其中加★号考件5分,其余项为2.5分。总分低于90分,为不合格。

参考文献

[1] 刘玉玲,唐梅芳,常海霞.护理专业实习生职业获益感和临床沟通能力及其关系的研究[J].中华医学教育杂志,2019,39(3):203-203.

[2] 黄求进.护理实习生压力源调查及影响因素分析[J].中华现代护理杂志,2022,28(30):4276-4280.

[3] 闻荣,基于护士核心能力的带教管理模式在护理实习生临床教学中的应用效果[J].国际护理学杂志,2021,40(2):207-207.

（成霞霞）

第十八章

肝胆胰外科实习生带教手册

本章旨在帮助实习生掌握肝胆胰外科常见疾病的病因、临床表现、诊断方法和治疗原则;学习肝胆胰外科基本操作(如更换引流袋、胃肠减压及常见并发症的护理);理解并应用患者病情观察及评估、制订相应的护理计划的能力,提升与团队协作、护患沟通的能力;在带教老师指导下选取典型案例,进行案例分析,定期对实习生进行学习进度评估,鼓励其积极思考、反馈。

一、科室介绍

肝胆胰外科主要针对肝胆胰系统的疾病,包括肝脏、胆囊和胰腺疾病的诊断、治疗和康复。如:肝肿瘤、胆囊结石、胆囊炎、胰腺肿瘤等。

二、实习生带教计划

肝胆胰外科实习生带教计划如表18-1所示。

表18-1　肝胆胰外科实习生带教计划

周次	知识目标	技能目标	素质与思政目标	阶段性任务
第一周	1.详细了解肝胆胰外科病房布局、床位安排及护理工作流程； 2.学习并掌握肝胆胰外科常见疾病（如肝癌、胆囊炎、胰腺炎等）的基本知识和护理要点； 3.熟悉科室的规章制度、护士职责、交接班制度及护理记录书写规范	1.掌握六步洗手法、正确戴无菌手套等无菌技术操作； 2.学会使用电子体温计、血压计等仪器监测患者生命体征，并准确记录； 3.观摩并学习术前患者准备流程，包括皮肤准备、肠道准备等	1.树立尊重患者、保护患者隐私的职业道德； 2.培养与同事、患者及其家属的沟通技巧； 3.树立团队合作精神，融入科室工作氛围	1.跟随带教老师进行病房巡视，熟悉患者基本情况和病情； 2.协助带教老师进行术前患者宣教，包括手术流程、注意事项等； 3.在带教老师的指导下进行模拟练习，如无菌技术操作、患者转运等
第二周	1.深入学习肝胆胰外科常见疾病的病理生理变化和临床表现； 2.掌握术后患者的监护要点和护理措施，			

续表

周次	知识目标	技能目标	素质与思政目标	阶段性任务
第二周	如疼痛管理、营养支持等；3.学习常见并发症（如术后感染、出血等）的预防和护理措施	1.学会腹腔引流管、胆道引流管等专科引流管的护理和评估方法；2.熟练掌握疼痛评估工具的使用，并学会选择合适的止痛药物；3.学习并协助患者进行术后康复锻炼和健康教育	1.树立尊重患者、保护患者隐私的职业道德；2.培养与同事、患者及其家属的沟通技巧；3.树立团队合作精神，融入科室工作氛围；4.培养对临床工作的责任感，严谨对待每一项护理任务；5.培养独立思考和解决问题的能力，面对问题不推诿、不回避	1.在带教老师的指导下进行术后患者的监护，包括生命体征监测、引流管护理等；2.协助带教老师进行术后患者的疼痛评估和管理；3.参与患者康复锻炼和健康教育，指导患者正确进行功能锻炼

肝胆胰外科教案如表18-2所示。

表18-2　肝胆胰外科教案

带教重难点及策略	**重点：** 1.肝胆胰相关疾病知识与护理要点：实习生需要深入了解肝硬化的分期、并发症及对应的护理措施；胆结石的手术治疗方法及术后饮食指导；胰腺炎的诱因、症状观察及疼痛管理；肝癌的化疗护理等。 2.肝胆胰外科手术前后护理技能：实习生需要掌握术前患者的准备工作，如皮肤准备、肠道准备；术后患者的生命体征监测、引流管管理、切口疼痛评估与护理等

续表

带教重难点及策略	3.沟通技巧与人文关怀:实习生需要学会与患者和家属建立良好的沟通关系,特别是对癌症患者,要了解他们的需求和期望,并提供心理支持和安慰。 **处理:** 每周安排专题讲座,邀请临床经验丰富的医生或护士讲解疾病知识和护理要点。同时,组织实习生参与病历讨论会,分析实际病例中的护理问题,并讨论解决方案。 为实习生提供模拟病房环境,进行术前术后护理操作的模拟练习。同时,带教老师指导实习生在真实临床环境中进行护理评估、实际操作,并及时给予反馈和指导。 组织沟通技巧培训,通过角色扮演、模拟沟通场景等方式,让实习生模拟与患者及其家属的沟通过程,提高沟通技巧。同时,鼓励实习生主动与患者交流,了解他们的病情和心理状态,培养人文关怀能力。 **难点:** 1.理论与实践结合:实习生往往难以理解理论知识在临床实践中的应用,如根据患者的实际情况调整护理计划等。 2.操作技能的掌握:实习生在初期往往难以熟练掌握各种肝胆胰专科护理操作技能,如引流管更换、胃肠减压等。 3.患者情况的多样性:肝胆胰外科患者的病情各异,护理需求多样,实习生在面对不同患者时可能感到困惑。 **处理:** 加强临床实践教学,通过床边教学、临床实习等方式,让实习生在实践中学习和应用理论知识。同时,鼓励实习生主动思考和提问,培养解决问题的能力。 提供模拟操作设备,让实习生在模拟环境中进行反复练习。同时,安排有经验的护士进行一对一的指导,及时纠正错误并提供正确的方法。 为实习生提供多样化的专科临床病例,让他们了解不同类型患者的病情和护理需求。同时,鼓励实习生参与病例讨论,分享自己的见解和经验,提高应对患者多样性情况的护理应对能力

续表

学习任务和典型的案例	**案例**:患者,男,68岁,因"右上腹疼痛加剧伴黄疸3d",初步诊断为"胆管结石合并急性胆囊炎",由急诊转至我科进行进一步诊疗。入院时,患者意识清晰,语言表达清晰,插管状态良好,鼻胃管持续减压,胆红素水平升高,全身皮肤及巩膜黄染。生命体征:体温37.8℃,脉搏80次/min,血压158/84mmHg,血氧饱和度98%。术后第2天,患者出现寒战,体温升至39.2℃,黄疸加重,胃管引流量增多,且引液呈深黄色 **任务**: 1.这位患者可能发生了什么? 2.作为实习生你应该做些什么措施? 3.这样的事件发生的原因有哪些? 4.如何避免此类事件的发生?
带教反思	通过带教老师讲解、案例分析、讨论,实习生了解了肝胆胰科疾病的常见发病原因和临床表现,知道了该类疾病治疗和护理的要点,了解了肝胆胰外科常见引流管,掌握了手术相关护理。肝胆胰外科的临床案例教学中,应注重病史采集的完整性,强调症状与体征的关联性,同时,应理解患者的心理状态并适时进行心理疏导,对于疾病的预后评估和治疗决策的制定至关重要

三、实习生理论考核

肝胆胰外科护理实习生考核大纲

1.总则:旨在全面、客观、公正地评价肝胆胰外科护理实习生的实习效果、工作能力和工作态度,以提高其工作积极性,并为实习生的未来发展提供指导。

2.适用范围:肝胆胰外科实习生。

3.制定原则:期望实习生在肝胆胰外科实习期间能系统地掌握护理工作知识,并在带教老师的指导下,圆满完成实习任务,取得良好的实习效果。

四、实习生操作考核

肝胆胰外科在更换引流袋和胃肠减压方面的操作较多,因此这2项操作考核较为重要。科室将操作评分标准提供给实习生,让实习生提早做好练习,带教老师对操作过程中会出现的重点和难点给予现场演示和细节讲解,让实习生真正理解操作的含义,使操作流程更加顺畅、自然。操作评分标准如表18-3、表18-4所示。

表18-3 更换引流袋操作考核及评分标准

科室:_____姓名:_____得分:_____

项目		程　　序	完成	未完成	
				未做	错误
素质要求		仪表端庄			
		洗手[1]			
		戴口罩[1]			
操作前准备		用物准备			
		环境准备			
操作步骤	准备	核对患者信息			
		解释			
		取低半坐卧位或平卧位			
		戴手套			
	过程	1)检查伤口[2]			
		2)注意保暖,必要时床帘遮挡			
		3)检查无菌引流袋质量			
		4)挂引流袋于床沿			
		5)引流袋外包装垫在引流管接口下面			
		6)挤压引流管[3]			
		7)用血管钳夹住引流管尾端3~6cm[4]★			

续表

项目		程　　序	完成	未完成	
				未做	错误
操作步骤	过程	8)消毒接口处2次,上下纵形消毒2.5cm⁵★			
		9)取无菌纱布,裹住接口处并进行分离			
		10)消毒引流管横截面			
		11)连接无菌引流袋,松开血管钳			
		12)挤压引流管,观察是否通畅★			
		13)妥善放置引流袋⁶			
		14)安置患者			
		15)告知注意事项⁷			
		16)观察引流液的颜色、性状、量★			
		17)处理用物			
		18)洗手			
		19)做好记录⁸★			
操作熟练程度		操作熟练、动作轻巧、有条不紊			
人文关怀		操作中注意与患者交流,关心患者			
结果		未做件数:　　错误件数:　　未通过加★号件数:			
		总点评:			

注:

1.六步洗手法不规范、戴口罩方法不对均为错误。

2.挤压引流管时,尽量从近伤口端开始挤压至接口处。挤压方法不到位为错误。

3.未夹闭引流管为未做,夹闭距离过近或过远均为错误。

4.消毒方法不正确,未按照无菌操作为错误。

5.引流袋位置合适,低于引流部位,离地,避免折叠、扭曲、拉扯。

6.妥善固定,防止拉脱。

7.记录引流液的质量。

8.更换引流袋考试总分100分,分30件考件,其中加★号考件5分,其余项为3分。总分低于90分,为不合格。

表18-4 胃肠减压操作考核及评分标准

科室:_____ 姓名:_____ 得分:_____

项目		程 序	完成	未完成	
				未做	错误
自身准备		规范洗手:六步洗手法[1]			
		戴口罩			
操作前准备		用物准备及质量检查[2]			
操作步骤	准备	核对身份			
		解释操作目的及配合内容			
		戴手套			
		安置患者舒适体位(平卧位、半卧位、坐位)			
	过程	垫治疗巾、弯盘于颌下			
		检查鼻腔,清洁鼻腔,如有活动义齿予取下			
		检查胃管			
		测量插入胃管的长度[3]并做好标识★			
		液状石蜡润滑胃管			
		经鼻腔插胃管至咽喉部(约15cm),嘱患者做吞咽动作,昏迷患者头部抬起,使下颌靠近胸骨柄,送胃管45~55cm至胃内[4]★			
		检查口腔内有无胃管盘曲			
		初步固定胃管			

续表

项目		程　序	完成	未完成	
				未做	错误
操作步骤	结束	判断胃管的位置5★			
		重新固定胃管6			
		连接负压引流器			
		整理床单位及宣教注意事项			
		整理用物			
		脱手套,规范洗手:六步洗手法1			
		观察并记录7			
	停用	核对身份			
		解释			
		戴手套			
		至治疗巾、弯盘于颔下			
		分离负压吸引器,夹紧胃管末端置于弯盘内			
		撕去固定的胶布			
		拔管:嘱患者深呼吸,呼气时拔管★			
		清洁患者口鼻、面部,擦去胶布痕迹			
		安置患者,整理床单位			
		整理用物			
		脱手套,规范洗手:六步洗手法1			
		记录8			
操作熟练程度		动作轻巧、稳重、有条不紊			
人文关怀		操作中注意与患者交流,关心患者			
结果		未做件数:　　　错误件数:　　　未通过加★号件数:			
		总点评:			

注:
1.洗手不规范、顺序不对均为错误。

2.检查一次性物品的质量、一样物品未准备或准备错误扣1分,以此类推,最多扣3分。

3.测量方法为从发际至剑突的长度或从鼻尖到耳垂再到剑突的长度。

4.插管过程中,如不畅,检查口腔,看胃管是否盘在口腔内;如出现呛咳、发绀、呼吸困难时,立即拔出胃管。

5.证明胃管在胃内的方法有3种(漏做或方法错误均为错误):

1)将胃管接无菌注射器抽出胃液(最可靠)。

2)听到气过水声:听诊器置于胃区,用无菌注射器快速推10mL气体。

3)将胃管末端置于盛有水的治疗碗中,无气泡逸出(方法:嘱患者呼吸)。

6.用胶布固定胃管于鼻翼及面颊部,固定牢固。

7.观察及记录内容:胃管在胃内的深度;引流液的颜色、性状、量。

8.记录拔管时间和患者反应。

9.护理要点包括:

1)观察并记录胃内引流的颜色、性状、量;

2)保持负压状态,引流管通畅;

3)妥善固定胃管,防止滑脱;

4)观察并记录胃管在胃内的深度并交班;

5)口腔护理每日2次;

6)每天更换负压装置;

7)胃肠减压期间禁食禁水,观察胃肠功能恢复情况。

10.并发症包括:引流不畅、插管困难、上消化道出血、声音嘶哑、呼吸困难、吸入性肺炎、败血症、低血钾。

11.胃肠减压考试总分100分,分36件考件,其中加★号考件5分,其余项为2.5分。总分低于90分,为不合格。

实践技能考核

1.考核实习生在肝胆胰外科患者护理中的实际操作能力,包括但不限于如下内容:①患者生命体征的监测与记录;②术前术后护理操作;③引流管护理;④疼痛管理;⑤营养支持;⑥并发症的预防与处理。

2.考核实习生在团队协作、沟通能力、紧急情况应对等方面的表现。

实践技能考核要求:

1.实习生需熟练掌握肝胆胰外科护理相关的基本操作技能,并能在实际工作中灵活运用。

2.考核过程中,带教老师将根据实习生的操作表现、团队协作能力、沟通能力等方面进行评价。

3.实践技能考核不及格者,需重新接受培训和考核,直至达到要求为止。

参考文献

[1] 傅娟.问题式学习联合问题导向临床医学教学模式在普外科护理带 教中的应用价值[J].当代护士:综合版,2019,26(9):148-150.

[2] 赵华,吴丽亚.问题式学习管理模式在医院护生带教中的应用[J].中医药管理杂志,2020,28(15):202-203.

[3] 孙冬英.目标教学在普外科护理带教中的应用价值分析[J].结直肠肛门外科,2021,27(S1):116.

[4] 王晶.情景模拟训练在减少低年资护士不良事件发生中的应用[J].当代护士(下旬刊),2019,26(11):157-159.

（钱璐佳）

第十九章

胸外科实习生带教手册

本章旨在帮助实习生掌握胸外科常见疾病的病因、临床表现、治疗原则、围手术期护理,重点掌握胸腔闭式引流的护理,肺康复训练方法;学习胸外科基本操作(如更换胸瓶、氧气雾化吸入,术后并发症的观察等);理解并应用患者评估、制订护理计划、落实护理措施,提高病情观察能力;培养良好的敬业精神及慎独精神;提升与患者及其家属的沟通能力;在带教老师的指导下选取典型案例,进行个案分析;按照实习计划进行学习成果评估,鼓励实习生自我反思,与带教老师加强沟通,提供及时反馈。

一、科室介绍

胸外科主要收治患有各类胸部疾病(包括肺部结节、纵隔肿物、肋骨骨折、气胸、食管肿物等)的患者。

二、实习生带教计划

胸外科带教计划如表19-1所示。

表19-1 胸外科实习生带教计划

周次	知识目标		技能目标		素质与思政目标	阶段性任务
	专科护理	基础护理	专科护理	基础护理		
第一周	1.熟悉科室环境、规章制度、常用物品放置；2.熟悉各班工作职责；3.掌握手卫生时机	1.掌握无菌原则；2.掌握垃圾分类的知识；3.掌握物品取用的原则	1.能在带教老师的指导下接待新入院患者；2.掌握雾化吸入的操作	1.能独立测量患者生命体征；2.掌握身份识别方法及PDA的使用；3.掌握六步洗手法	素质目标：具有尊重患者、爱护患者的意识；良好的敬业精神和伦理道德行为；培养慎独精神。思政目标：1.树立热爱专业、坚持不懈、勇于奉献的精神；2.培养与患者及其家属进行有效沟通的能力	

续表

周次	知识目标		技能目标		素质与思政目标	阶段性任务
	专科护理	基础护理	专科护理	基础护理		
第二周	1. 掌握肺康复基本知识；2. 掌握肺癌患者围手术期护理知识	1. 掌握本科室常见检查的注意事项；2. 了解出入院流程	1. 掌握吸氧、心电监护、心电图机操作；2. 在带教老师的指导下进行术前、术后的宣教	1. 掌握口腔护理、会阴护理、叩背的方法；2. 掌握吸引装置的连接及使用；3. 掌握肌肉注射、皮下注射		小讲课
第三周	1. 掌握胸腔闭式引流的护理；2. 掌握科室常见药物的作用、用法、注意事项、不良反应	1. 掌握各种血、尿、痰标本的采集；2. 掌握科室常见病种的出院宣教	1. 掌握胸腔闭式引流瓶更换、引流袋更换、微量泵、输液泵的使用；2. 掌握静脉输液	掌握青霉素皮试液的配置方法；掌握皮试操作及皮试结果的观察判断		1. 完成操作考试；2. 教学查房
第四周	1. 掌握气胸患者的护理	1. 掌握各类饮食宣教	能在带教老师的指导下对术后患者进行康复指导	能在带教老师的指导下进行留置针穿刺操作、深静脉维		1. 完成实习计划，并放入实习手册

续表

周次	知识目标		技能目标		素质与思政目标	阶段性任务
	专科护理	基础护理	专科护理	基础护理		
第四周	2.掌握三腔喂养管的护理	2.掌握科室常见输液的速度		护操作、留置导尿操作		2.理论考试；3.实习生与带教老师工作互评；3.实习手册书写

胸外科教案如表19-2所示。

表19-2 胸外科教案

带教重难点及策略	**重点：** 1.让实习生理解护理工作的意义。 2.掌握本科室常见疾病(肺癌、食管癌、气胸、肋骨骨折)的理论知识及护理要点。 3.掌握胸外科常见操作技能,如:更换胸腔闭式引流瓶、留置针穿刺、留置导尿、深静脉维护、雾化吸入等。 **处理：** 1.入科后第一时间对实习生进行入科宣教。了解实习生的概况,如职业选择原因、个性、爱好等。与实习生能进行有效、及时、多方位的沟通,尽力解决实习生提出的问题,听取他们的意见和建议,解除他们焦虑、紧张的情绪。带教老师要起到正向引导作用,爱岗敬业,理解护理工作的价值和意义在于提供安全、温暖、全面、高质量的护理服务,为患者的康复做出重要贡献,提高医疗服务的效果和满意度。护理工作是一项令人自豪和值得尊敬的职业,对于社会和个体都有重要的意义

续表

带教重难点及策略	2.要求实习生复习外科护理中胸外科章节的理论知识。临床带教中注意理论结合实际,同时,理论知识也要与时俱进,传授最新的临床护理知识。 3.带教老师要不断提高自身护理操作水平,做到一对一、手把手带教,对于操作过程中容易忽略的细节仔细讲解,细致示范。 **难点:** 1.提升实习生对护理工作的主动性。 2.提升实习生的沟通能力。 **处理:** 1.科室应做好实习生的服务工作,各带教老师熟悉带教工作,能够及时解答和处理实习生在临床实习中遇到的各种问题。带教老师应加强与实习生的沟通交流,使实习生能融入一个团结、友善、互助的工作团队。 2.带教老师应做好工作中的榜样,积极、主动地投入工作中,正向影响实习生。带教老师要做好实习生与患者之间的协调沟通工作,感谢患者对实习带教工作的配合,在患者面前多多表扬、鼓励实习生,提高实习生的职业归属感、成就感,从而提高其工作的主动性。 3.对于刚步入临床实践的实习生来说,更难处理的是与患者的沟通问题。实习生在校期间局限于课本知识学习和模拟操作,不知如何进行实际操作,导致自己过度紧张,进而出现失误,加之不能与患者进行很好的沟通,很容易失去患者的信任,甚至会给实习生留下工作阴影。带教老师可通过语言、肢体、谈话技巧等方面引导实习生与患者沟通。在日常教学中使用情景演练方法提升实习生的学习能力,促进其积极性和主动性提高,不断更换角色和进行不同的情境演练,可以增强实习生换位思考的能力和沟通技巧。 4.带教老师需要有批判性思维。作为一种高级的思维方法,批判性思维在医疗教学中应用非常普遍,这种思维方法的特点是在目标指引下开展自我评判和调控。在护理教学中,批判性思维能力是重要的培养内容,实习生只有掌握了一定的批判性思

	维能力,才可以更好地完成岗位工作,避免工作发生失误,增强护理服务水平,为患者提供更完善的服务,而且有助于他们以后的职业生涯发展
学习任务和典型的案例	**案例**:患者,男,78岁,因"体检发现右肺结节",为手术治疗,拟以"肺占位性病变"收住我科。既往病史:慢性支气管炎,肺气肿。烟龄60年,未戒。患者只能用方言交流。入院时生命体征平稳,予完善各项辅助检查,排除手术禁忌,在全麻下行"胸腔镜下右肺下叶切除+纵隔淋巴结清扫+胸膜粘连烙断术",术后安返病房,神志清,四肢末梢温,体温36.6℃,心率82~86次/min,血氧饱和度97%~98%,呼吸18次/min,带右颈内静脉置管接PCA泵,右侧胸管接引流瓶,留置导尿,诉切口疼痛明显,NRS评估4分,医嘱予一级护理,吸氧,心电监护,抗炎、化痰、止痛、补液治疗。术后第1天,患者诉稍感胸闷不适,血氧饱和度94%,痰鸣音明显,指导患者咳嗽,但患者未掌握有效咳嗽方法,无法将痰液咳出。 **任务**: 1.这位患者可能发生了什么? 2.发生这件事的原因有哪些? 3.作为实习生你应该做些什么? 4.我们可以如何预防此类事件再次发生?
带教反思	通过带教老师精讲指点、案例分析、讨论,实习生掌握了胸外科常见疾病的围手术期护理,知道了胸外科疾病治疗和护理的要点,掌握了术前术后患者的健康宣教

三、实习生理论考核

胸外科护理实习生考核大纲

1.**总则**:为全面了解并客观、公正地评价实习生的实习效果、工作能力、工作态度,提高实习生工作积极性,特制定本考核大纲。

2.适用范围:胸外科实习生。

3.制定原则:使实习生在胸外科实习期间通过带教老师的知识传授能获得系统性的护理工作知识,在短暂的实习工作中,师生能相互督促完成带教实习任务,并取得良好的实习效果。

四、实习生操作考核

胸外科在呼吸道管理及导管护理方面的操作较多,因此科室对这类项目的操作考核较为重视。科室将操作评分标准提供给实习生,让实习生提早做好练习,带教老师对操作过程中会出现的重点和难点给予现场演示和细节讲解,让实习生真正理解操作的含义,使操作流程更加顺畅、自然。胸外科实习生操作考核标准如表19-3、表19-4所示。

表19-3　更换胸瓶考核及评分标准

项目	程　序	完成	未完成	
			未做	错误
准备	仪表端庄			
	规范洗手[1]			
	戴口罩[1]			
	用物准备			
	质量检查			
操作步骤	核对患者信息			
	解释			
	取低半坐卧位或平卧位			
	戴手套			
	检查伤口			
	注意保暖,必要时使用床帘遮挡			

234

项目	程　序	完成	未完成	
			未做	错误
操作步骤	正确放置水封瓶,保持瓶与胸腔距离60~100cm位置			
	观察水柱波动情况及有无气泡溢出			
	挤压胸腔引流管			
	用血管钳夹住胸腔引流管近伤口端★			
	弯盘放于引流管接口端			
	碘伏棉球消毒胸腔引流管接口处2次,上下纵形消毒5cm★			
	取无菌纱布,裹住接口处并进行分离			
	用碘伏棉球消毒引流管横截面			
	连接胸腔引流管与水封瓶连接管,松开血管钳			
	挤压胸腔引流管,观察是否通畅★			
	妥善放置胸瓶			
	安置患者			
	告知患者注意事项[2]			
	观察引流液的颜色、性状、量★			
	用物处理			

注:

1.洗手法不规范、戴口罩方法不对均为错误。

2.注意事项:

1)出血量多于100mL/h,呈鲜红色,有血凝块,同时伴脉搏增快,提示有活动性出血的可能,及时通知医生。

2)保持引流管长度适宜、定时挤压,翻身活动时防止受压、打折、扭曲、脱出。患者需要离床时,引流瓶的位置应低于膝盖且保持平稳。保证长管没入液面下2~3cm。搬动患者时,应注意保持引流瓶低于胸膜腔或夹管,漏气明显的患者不可夹闭胸管。

3)意外脱管的紧急处理方法:若发生胸腔引流管自胸壁滑脱,应立即用手顺皮肤纹理方向捏紧引流管口周围皮肤(注意不要直接接触伤口),消毒后用凡士林纱布封闭伤口,协助医生做进一步处理。若引流瓶打破或引流管与引流瓶接头处滑脱,立即夹闭或反折近胸端胸管,按无菌操作更换整个装置。

4)如水柱无波动,患者出现胸闷气促,气管向健侧偏移等肺受压的症状,应疑为引流管被血块堵塞,需设法挤捏或使用负压间断抽吸,促使其通畅,并通知医生。

3.更换胸瓶考试总分100分,分26件考点,其中加★号考件8.5分,其余项为3分。总分低于90分,为不合格。

表19-4　氧气雾化吸入操作考核评分标准

项目	程　　　序	完成	未完成	
			未做	错误
自身准备	规范洗手			
	戴口罩			
操作前准备	用物准备及质量检查			
	患者准备:确认身份			
	向患者或家属解释治疗目的及配合内容			
	环境准备:清洁、安全、无火源			
操作步骤	评估患者呼吸音[1]			
	教患者深呼吸[2]和有效咳嗽咳痰方法★			
	安置患者体位:取合适的半坐卧位或坐位			
	确认关闭氧气表开关后将氧气表插入壁式吸氧孔			
	安装"圣诞树"及雾化器连接管			
	放入雾化药物			
	氧流量调至6~8L/min★			
	将吸嘴放入口中,紧闭嘴唇吸气,用鼻呼气★			

续表

项目	程　　序	完成	未完成	
			未做	错误
操作步骤	观察[3]★			
	治疗毕,关氧气流量开关			
	安置患者,协助漱口,擦净鼻面部,取舒适体位			
	再次评估			
	整理床单位			
	卸氧气表			
	用物处置			
	规范洗手			
注意事项	雾化器拿取及使用时避免药液倾倒			
	禁止在雾化吸入边吸烟或点燃明火			
	雾化吸入前半小时尽量不进食,避免雾化吸入过程中气雾刺激,引起呕吐			
	漱口时需要将咽喉部漱干净			
操作熟练程度	动作轻巧、稳重、有条不紊			
人文关怀	操作中注意与患者交流,关心患者			
结果	未做件数:　　　错误件数:　　　未通过加★号件数:			
	总点评:			

注:

1.听诊两肺呼吸音。一般是由肺尖开始,从上而下,从内而外,两侧对比。支气管呼吸音听诊部位:喉、胸骨上窝、背部第6,7颈椎及第1,2胸椎附近。

2.深呼吸运动是鼓励患者经鼻腔深吸气以达到肺部最大程度的再膨胀,并与空气湿化,再经缩拢的两唇间呼出的过程。

3.雾化吸入方法是否正确,有无剧烈刺激性咳嗽,有无呼吸困难,有无支气管痉挛,必要时减少雾量或停止雾化吸入。

4.雾化吸入操作考试总分100分,28件考点,其中加★考件4分,其余项3.5分。加★未做扣4分;其他考件未做扣3.5分,错误均酌情扣分。总分低于90分,为不合格。

参考文献

[1] 吴风桂.护理带教老师评判性思维能力现状及影响因素[J].中国继续医学教育,2020,12(17):65–67.

[2] 薛文晶.护理实习生临床沟通能力培养的研究进展[J].临床医药文献电子杂志,2020,7(72):183–184.

[3] 王日香,孙爱辉,方家琪,等.PBL教学对护理实习生自我导向学习能力的影响[J].齐鲁护理杂志,2021,27(7):95–97.

[4] 文洋,夏明娅.微信平台在妇产科临床护理实习带教中的应用[J].母婴世界,2021(8):275.

（俞柳清）

第二十章

急诊科实习生带教手册

本章旨在帮助实习生了解急诊预检分诊标准;熟悉常见急、危、重症患者的护理要点;掌握破伤风皮试液配置方法;掌握皮下注射、皮内注射、肌肉注射和破伤风脱敏注射的要点;掌握心搏呼吸骤停的急救流程;掌握洗胃和呼吸球囊的操作方法和注意事项。培养实习生与患者及其家属进行有效沟通的能力、敏锐的病情观察能力和高效的团队协作能力。在带教老师的指导下学会在紧急情况下制订合理的护理计划,寻找典型案例进行教学查房。鼓励实习生主动学习新知识、新技术,理论结合实际,善于思考,不断巩固更新自己的专业知识,并且能够对自己的实习表现进行阶段性的反思和总结,从而不断提升和进步。

一、科室介绍

急诊科主要收治各类急、危、重症患者,如患有严重创伤、急性心脑血管疾病、急性中毒、急性出血和其他各类需要紧急救治疾病的患者。

二、实习生带教计划

急诊科实习生带教计划如表20-1所示。

表20-1　急诊科实习生带教计划

周次	知识目标		技能目标		素质与思政目标	阶段性任务
	专科护理	基础护理	专科护理	基础护理		
第一周	1.熟悉科室环境、规章制度及实习生主要工作流程；2.熟悉各班的工作职责；3.了解急诊预检分诊分级标准	1.了解垃圾分类；2.正确执行手卫生	熟练使用心电监护仪并正确设置报警范围	正确测量患者生命体征并记录	素质目标：1.遵守职业道德和规范，保护患者隐私；2.展现高度的责任心和敬业精神，对患者生命负责。思政目标：1.培养与患者及其家属进行有效沟通的能力，给予患者心理支持和安慰；2.培养敏锐的观察和高效的团结协作能力，确保急救工作	

续表

周次	知识目标		技能目标		素质与思政目标	阶段性任务
	专科护理	基础护理	专科护理	基础护理		
第一周					顺利进行；3.学会在紧急情况下制订合理的护理计划	
第二周	熟悉常见急、危、重症患者的护理要点，如急腹症、多发伤、急性胸痛、卒中等	能正确配置破伤风皮试液，熟知脱敏注射的要点	掌握正确测量血糖的方法	掌握静脉输液操作流程，在带教老师指导下进行留置针输液操作		参与小讲课
第三周	熟悉急性中毒患者的急救处理流程	掌握皮下注射、皮内注射、肌肉注射的方法	掌握心电图机的操作方法	掌握正确搬运患者的方法		1.实习生与带教老师互评；2.理论和操作考试；3.实习鉴定书写
第四周	掌握心搏呼吸骤停的急救流程	掌握洗胃的适应证、禁忌证及注意事项	能在带教老师的指导下简单实践急诊预检分诊流程	掌握洗胃操作		1.参与小讲课和教学查房；2.完成实习计划

急诊科教案如表20-2所示。

表20-2　急诊科教案

带教重难点及策略	**重点：** 1.理解急救护理工作的重要意义。 2.掌握常见急危重症患者的理论知识和急救护理要点，如急腹症、多发伤、急性胸痛、卒中等。 3.掌握急诊科常见仪器操作和急救技能，如：心电监护、静脉留置针、心电图机、呼吸球囊、除颤、洗胃等。 4.培养敏锐的观察力、快速分析和判断病情的能力。 5.提高临床沟通能力，避免发生因沟通不良引起的护患纠纷事件。 **处理：** 1.在入科时向实习生讲述真实的成功急救案例，详细描述患者在接受及时有效的护理后转危为安、回归正常生活的事例。通过具体的故事，实习生直观感受到急救护理对患者生命和健康的巨大影响。安排实习生在急诊科现场观察急救过程，亲身体验紧张的氛围和医护人员行动的迅速，感受每一个操作和决策对患者生死存亡的关键作用。带教老师可组织模拟的急救场景，让实习生参与其中。演练结束后，进行总结和讨论，让实习生在实践中理解急救护理的重要性。如有可能，安排实习生与康复后的患者交流，直接听到患者对急救护理的感激之情，从而深刻体会自己所从事工作的价值。 2.实习生根据实习计划要求自行复习理论知识，带教老师在临床带教中注意理论知识的现场考核，并指导实习生将理论知识运用于临床实践。在急救技能方面，带教老师一对一带教，在工作中及时纠正实习生的不规范或错误操作，传授自身的临床经验。还可提供相关的优质急救技能教学视频，让实习生反复观看，加深印象

带教重难点及策略	3. 带教老师在临床实践中可结合患者的实际引导实习生进行观察、评估和分析,逐步培养他们的思维习惯。定期组织病例讨论,选取典型或复杂的急诊病例让实习生参与讨论,发表自己的观点和护理计划,再由带教老师进行点评和总结。鼓励实习生记录临床工作中的经历和思考,包括遇到的问题、解决的方法和自己的困惑,带教老师给予指导和反馈。 4. 带教老师在工作中要以身作则,为实习生展示良好的沟通方式和态度,让实习生观察带教老师如何与不同情况的患者和家属进行有效沟通。安排实习生在临床实践中积极与患者和家属交流,从简单的问候、病情询问开始,逐渐增加沟通的深度和难度,带教老师在旁观察,及时给予指导和纠正。选取沟通成功和失败的案例,与实习生一起分析,总结经验教训。组织实习生参与团队讨论和协作活动,提高与医生、护士等团队成员的沟通协作能力。 **难点:** 1.急诊工作节奏快、压力大。 2.患者病情复杂多样,应急能力要求高。 3.患者及其家属情绪不稳定。 **处理:** 1.急诊科患者病情危急、变化迅速,科室工作节奏快,实习生可能难以适应这种高强度的工作环境。带教老师在实习初期,应逐步引导实习生适应工作节奏,合理安排工作任务,从简单到复杂,给予足够的支持和鼓励。 2.急诊科涵盖了各种疾病和创伤,病情复杂且多样,实习生可能难以快速准确地判断和处理。带教老师应加强理论知识的讲解,结合实际病例进行分析和讨论,帮助实习生建立系统的临床思维。另外,实习生可能在操作上不够熟练和自信,带教老师可以增加模拟训练和实际操作的机会,严格要求操作规范,及时纠正错误,让实习生在反复练习中不断提高技能水平

续表

带教重难点及策略	3.急诊患者及其家属通常处于紧张和焦虑的状态,可能对实习生产生不信任感或不满情绪,影响实习效果和实习生的心理状态。带教老师可提前向实习生传授与患者及其家属沟通的技巧和方法,指导实习生如何安抚情绪,遇到问题及时出面协调解决。 4.带教老师应时常关注实习生的心理状态,定期进行心理疏导,鼓励实习生分享感受和困惑,给予正面的反馈和激励。带教老师以身作则,告知实习生积极的工作态度和工作成果肯定能得到周围人的肯定,从而使他们内心满足而产生自信,获得坚守护理工作的动力,激励他们积极、努力地投入工作,形成一个良性循环
学习任务和典型的案例	**案例:**患者,男,37岁,因"胸闷胸痛6h"拟以"胸痛待查"入院。入院时患者神志清,精神软,诉感胸闷胸痛,NRS评分2分。入院生命体征:体温36.7℃,心率102次/min,血压151/110mmHg,SpO_2 100%。医嘱予行床旁心电图,抽取血常规,急诊生化,床旁肌钙蛋白,凝血功能。心电图示:1.窦性心动过缓(52次/min);2.下壁导联异常Q波;3.插入性室性早搏;4.ST-T改变(其中下壁导联ST段抬高)。床旁肌钙蛋白示:2.664ng/mL。 **任务:** 1.结合病史,请问该患者可能发生了什么情况? 2.该患者的分诊级别是几级? 应在多少时间内给予急救处理? 3.作为实习生你可以进行哪些急救处理措施? 4.该患者的病情观察要点有哪些? 会有哪些并发症?
带教反思	通过带教老师对临床真实案例的演示和讲解,实习生了解了急诊常见急、危、重症的临床表现,了解了治疗原则、常见的辅助检查检验及其临床意义,掌握了各个病症的急救护理要点和并发症的观察

三、实习生理论考核

急诊科护理实习生考核大纲

1.总则：为全面了解并客观公正地评价实习生的实习效果、工作能力、工作态度,提高实习生工作积极性,特制定本考核大纲。

2.适用范围：急诊科实习生。

3.制定原则：实习生在急诊科实习期间通过带教老师的手把手带教能获得系统性的护理理论和技能知识,在短暂的实习周期内,能相互督促并完成实习带教任务,并取得良好的实习效果。

四、实习生操作考核

急诊科面临的主要是急、危、重症患者,因此涉及的急救类操作较多。在入科时科室会将洗胃操作视频、急性中毒的急救护理PPT、洗胃操作考核评分标准提供给实习生,让他们提早做好准备。带教老师对操作过程中会出现的重点和难点给予现场演示和细节讲解,让实习生真正理解操作规范。操作评分标准如表20-3、表20-4所示。

表20-3　电动洗胃机操作评分标准

科室:＿＿＿＿＿　姓名:＿＿＿＿＿　得分:＿＿＿＿＿

项目	程　　序	完成	未完成		备注
			未做	错误	
仪态仪表	规范洗手				
	戴口罩				

续表

项目	程序	完成	未完成		备注
			未做	错误	
操作前准备	用物准备及质量检查:①检查机器性能;②根据中毒情况准备洗胃液,洗胃温度25~38℃;③连接管路,排气,把出水管放入污物桶,接通电源,按自控键,管道排气,运行2个循环,关闭自控键★				
	环境准备:环境宽敞明亮,适宜操作				
操作步骤	核对身份				
	评估中毒情况、适应证及禁忌证★				
	解释操作目的,评估配合程度,必要时给予保护性约束				
	安置体位:清醒者取半卧位或左侧卧位;昏迷者取平卧位或左侧卧位,头偏向一侧				
	胸前垫一次性中单				
	戴手套				
	插洗胃管:检查胃管是否通畅,测量置管长度,用液状石蜡润滑胃管前端,自鼻腔或口腔插入,插至咽部(14~16cm)时,嘱患者头略低做吞咽动作,随后将胃管插至55~70cm[1]★				
	判断胃管位置,必要时留取标本				
	抽尽胃内容物,固定胃管				
	连接洗胃机和胃管,按自控键开始洗胃★				
	每次灌入量约300~500mL,洗至无色、无味、澄清为止				

| 项目 | 程 序 | 完成 | 未完成 | | 备注 |
			未做	错误	
操作步骤	清除胃内残余液体: 1.适当改变体位; 2.脱开洗胃管与机器连接处,按摩或轻轻摇晃患者腹部; 3.按1~2次手吸键,不可反复按,以免引起胃黏膜损伤; 4.遵医嘱予导泻[2,3]★				
	拔管:洗胃完毕,遵医嘱拔管。在出胃状态末停机时用血管钳夹闭或反折胃管,吸气末屏气拔出[4]				
	安置患者,协助漱口、洗脸[5]				
	洗胃机处理:清洗、消毒、保养洗胃机及附件				
	脱手套,洗手,记录				
注意事项	妥善安置患者				
	解释洗胃机使用中的注意事项				
	操作者熟知洗胃机应用中的异常情况处理及洗胃可能发生的并发症				
熟练程度	动作轻巧、稳重、有条不紊				
人文关怀	操作中注意与患者交流,体现人文关怀				
结果	未做件数: 错误件数: 未通过加★号件数:				
	点评:				

注:

1.插管时,动作轻、快,切勿损伤食管黏膜或误入气管。

2.洗胃时注意保暖,专人护理严密观察,及时清除呕吐物,保持呼吸道通畅,注意观察洗出液的性质、颜色、气味、量,患者意识、瞳孔、面色、生命体征、腹部体征、血氧饱和度变化,以及机器运行情况。如出现腹痛、虚脱或洗出液含血性液体时应立即停止洗胃。

3.注意观察洗胃的并发症并做相应的急救措施。洗胃的并发症有急性胃扩张、胃穿孔、大量低渗性洗胃液致水中毒、水及电解质紊乱、酸碱平衡失调,昏迷患者误吸或过量胃内容物返流致窒息,迷走神经兴奋致反射性心搏骤停等。

4.若发现有食物堵塞管道,水流减慢、不流,可交替按"手冲"和"手吸"键或采用推杆式灌注器连接胃管进行手工冲或吸,至管路通畅,再按"手吸"键将胃内残留液体吸出后,按"自控"键,恢复自动洗胃至洗出液澄清、无味、无色为止。

5.幽门梗阻患者,洗胃宜在饭后4~6h或空腹进行,并记录胃内潴留量,以了解梗阻情况,供补液参考。

6.电动洗胃机考试总分100分,分25件考件,其中加★考件8分,其余项为3分。总分低于90分,为不合格。

表20-4 呼吸球囊操作评分标准

科室:＿＿＿＿＿ 姓名:＿＿＿＿＿ 得分:＿＿＿＿＿

项目	程 序	完成	未完成		备注
			未做	错误	
自身准备	洗手:六步洗手法				
	戴口罩				
操作前准备（质量检查）	球体:弹性				
	进气阀:密闭性				
	单向阀:呼吸瓣膜				
	压力限制阀				
	储气袋、氧安全阀检测				
	面罩:充盈度适当约2/3				
操作步骤	组装呼吸囊				
	连接氧气(氧流量＞10L/min)★				
	操作者站立位置合理				
	开放气道[1]★				

续表

项目	程序	完成	未完成		备注
			未做	错误	
操作步骤	C-E手法固定面罩[2]★				
	挤压球囊频率[3]★				
	挤压潮气量[4]★				
	挤压吸气相超过1s				
	评估患者情况[5]				
注意事项	专人负责定期检查呼吸球囊,确保处于完好备用状态				
操作熟练程度	动作熟练、有条不紊				
人文关怀	操作中体现人文关怀				
结果	未做件数:　　错误件数:　　未通过加★号件数:				
	总点评:				

注:

1.开放气道时应去枕平卧,检查口腔有无异物,采用下颌前冲法开放气道,未按此法为错误。

2.C-E手法固定面罩,漏气为错误。

3.挤压呼吸囊频率:对无自主呼吸的患者10~12次/min,过快、过慢均为错误;对有自主呼吸的患者应在患者吸气相挤压球囊。

4.挤压呼吸囊潮气量:500~600mL,过多、过少均为错误。

5.评估内容为:患者胸廓运动,听诊呼吸音,观察皮肤颜色、氧饱和度、腹部有无膨隆及生命体征。少评1项扣1分,4分扣完为止。

6.本考试总分100分,分20件考件,未加★号15件,4分/考件,未做扣4分,错误扣2分。其中加★号5件,8分/件,错误扣4分,总分低于90分,为不合格。

参考文献

[1] 刘盎,张灿玲,孙彦君,等. 危险预知训练结合柯式评估模型在护理本科生急救综合能力培训中的应用[J]. 护理学报,2023,30(12):27-31.

[2] 孙国付,张燕,吕妃. 自媒体平台结合工作坊教学法在本科实习护生洗胃培训中的应用[J]. 全科护理 2020,18(33):4693-4695.

[3] 赵燕凌,梁欢欢,薛妍,等. 基于勒温场域理论促进人文关怀理念在急诊护理中的应用探索[J]. 护理研究,2019,33(23):4138-4140.

[4] 施辉,蔡吉,汪娇,等. 医患沟通对急诊患者参与自身医疗安全意愿的影响分析[J]. 中国实用护理杂志 2020,36(33):2610-2615.

（高贤珠）

第二十一章

神经内科实习生带教手册

本章旨在帮助实习生掌握神经内科常见疾病的病因、临床表现、诊疗方法和治疗原则;学习神经内科基本操作技能(如经口腔内吸痰、意识状态的判定、肌力的分级等);了解各种常见神经内科医疗仪器的使用,理解并应用护理评估、制订护理计划、观察患者病情变化的能力;掌握神经内科常见病种的健康宣教知识,以及和患者及其家属的沟通技巧;培养实习生成为具备良好的心理素质、职业道德和沟通技巧,并能够理论结合实践的护理人员。

一、科室介绍

神经内科主要收治有脑血管病、帕金森病及肌张力障碍、认知障碍、癫痫、睡眠障碍、眩晕、周围神经病等的患者。

二、实习生带教计划

神经内科实习生带教计划如表21-1所示。

表21-1　神经内科实习生带教计划

周次	知识目标		技能目标		素质与思政目标	阶段性任务
	专科护理	基础护理	专科护理	基础护理		
第一周	1.熟悉科室环境布局、规章制度、工作流程、各班的职责；2.人员介绍：护士长、医护人员、护理带教老师	1.知道垃圾分类、锐器处理；2.充分理解无菌的观念	能在带教老师的指导下正确测量入院及在院患者的生命体征	1.能说出T、P、R、BP、SO_2的正常值；2.铺备用床、为卧床患者更换床单，熟练进行患者的晨间护理	素质目标：具有尊重患者、爱护患者的意识，良好的敬业精神和伦理道德行为。思政目标：1.树立热爱专业、坚持不懈、勇于奉献的精神；2.培养与患者及其家属进行有效沟通的能力；3.培养实习生整体护理意识	逐步适应科室的工作环境和节奏
第二周	掌握静脉输液、吸氧、雾化吸入、翻身叩背的操作	1.知道跌倒的相关因素和预防措施	1.掌握神经内科常见口服药物及其注意事项	1.掌握口腔护理、会阴护理、翻身、叩背的方法		小讲课

续表

周次	知识目标		技能目标		素质与思政目标	阶段性任务
	专科护理	基础护理	专科护理	基础护理		
第二周		2.能说出压疮分级、预防措施、皮肤护理的注意事项	2.掌握神经内科各类检查单的宣教及注意事项；3.掌握神经内科患者入院、转科流程	2.掌握鼻导管吸氧、血糖监测操作		
第三周	能掌握神经内科常见疾病的临床表现、护理要点、治疗原则及健康宣教；能叙述神经内科常见静脉药物及其注意事项；掌握神经内科患者肌力的评估及意识障碍的分类	掌握微泵的使用；能在带教老师指导下吸痰	了解配置青霉素皮试液的方法	能在带教老师的指导下正确发放口服药，了解本科常用口服药的外观、用法用量、注意事项		1.实习生与带教老师工作互评；2.理论考试；3.实习鉴定书写；4.完成操作考试

续表

周次	知识目标		技能目标		素质与思政目标	阶段性任务
	专科护理	基础护理	专科护理	基础护理		
第四周	能掌握腰穿、DSA术前、术后、鼻饲置管前后的注意事项	能在带教老师的指导下护理鼻饲置管患者、进行引流袋更换	能在带教老师的指导下帮助患者进行肢体功能锻炼及语言训练	了解输液配置，掌握皮下、皮内、肌肉注射操作		1.教学查房；2.完成实习计划，并放入实习手册

神经内科教案如表21-2所示。

表21-2 神经内科教案

带教重难点及策略	**重点：** 1.实习初期,帮助实习生适应临床环境转换。 2.提高实习生工作主动性及安全意识,重视人文关怀。 3.掌握脑梗死、帕金森病、重症肌无力、癫痫等疾病相关的理论知识及护理要点。 4.掌握神经内科常见操作技能,如:留置针穿刺、静脉采血、鼻饲护理、吸痰操作、鼻导管吸氧等。 5.提高临床沟通技巧,避免发生因沟通不良引起的护患纠纷事件。 **处理：** 1.强化实习生入科宣教。实习开始,实习生需要向实习护士转换。实习生进入临床,脱离学校约束,易产生懒散的情绪,学习缺乏主动性,对临床环境不适应。进入病房后,首先应让实习生熟悉神经内科的护理实习步骤,护士长、带教老师应先向实习生做自我介绍并介绍科室环境,让实习生放松紧张的情绪,缩短师生间的距离;介绍病区环境,使实习生尽快熟悉适应;介绍神经内科的病种及特点、人员职责、相关药品及仪器的摆放位置等,以利于实习生尽快熟悉病房环境,增强实习生的自信心及归属感

续表

带教重难点及策略	2.培养实习生严谨的工作态度。神经内科常见危重患者、脑血管患者、痴呆患者,许多患者生活不能自理,甚至伴随情绪和性格的改变,给护理工作带来挑战和困难。带教老师应以身作则,始终以患者为中心,热情接待每一位患者,并主动提供服务,把优质护理服务贯穿于实习带教的全过程。这样能激发实习生的工作热情,同时让他们正确认识和审视自己的职业。带实习生进行临床操作时,第1遍护理操作必须由带教老师边示范边讲解,并详细介绍操作步骤及注意事项。第2遍开始,由实习生独立操作,带教老师协助其完成,对于特殊的操作,要做到放手不放眼。首先要让实习生从思想上消除顾虑,明确自己的角色,把自己当做一名真正的临床护士,患者需要医护人员为其解除疾病的痛苦,缓解紧张情绪。每次操作必须有带教老师陪同一起完成。另外,为了增强实习生信心,带教老师应尽量选择一些修养较好、心理素质较佳的患者,作为实习生独立对接的对象。 3.要求实习生做好神经系统章节的理论知识复习,临床带教中加强理论知识的现场考核,并指导实习生将理论知识运用于临床中。在日常护理工作时,向实习生提出问题,检查实习生对所学知识的掌握程度和带教效果。主动让实习生参与科内小讲课、业务查房、疾病查房、学习流程,增加其参与感,促进实习生自主学习。指导实习生学习临床新理论新知识,不限形式合理利用碎片时间相互探讨临床实践过程中遇到的问题,提高其工作责任感,提升临床学习氛围。 4.带教老师应在护理操作过程中规范操作步骤,手把手带教,避免出现失误,使实习生能够准确无误地操作,形成严谨、认真的工作态度。带教老师也要虚心接受实习生的建议,认真回答提问,定期安排对实习生的培训及教育,激发其学习的热情,提高实习生的专科操作能力

续表

带教重难点及策略	5.临床上80%的护患纠纷是护患沟通不良或沟通障碍所引起的。因此,注重实习生沟通能力的培养非常重要。带教老师应尽可能为实习生创造条件,让实习生经常主动接触患者,学会关心和爱护患者,消除陌生感,有意识地安排实习生与患者及其家属进行沟通交流,取得患者及其家属的信任。应指导实习生灵活应用沟通技巧,不要生搬硬套书本知识,要多实践,敢于开口,认识到良好的沟通可以化解部分护患纠纷,感受到使实习生工作轻松愉快,有成就感。 **难点:** 提升实习生对护理工作的热情。 **处理:** 1.科室定期举行教育活动,使实习生树立正确的价值观及人生观。培养实习生吃苦耐劳及无私奉献的精神,加强对患者的关心爱护,提高责任意识。 2.选取责任心强、表达能力强、理论扎实、临床经验丰富、热心带教的护士做带教老师。采用一带一的带教方式,严格遵循放手不放眼的原则。带教老师经常主动与实习生交流谈心,注意培养积极的情绪和情感,弱化消极情绪。在生活上多体贴,学习上多帮助,思想上多关怀。主动询问实习生的经历,包括在前一科学习的情况、家庭背景等,结合自己的心得体会,如可告知自己刚刚开始实习时也经常碰到类似现象,自己是如何克服的等等,以缓解实习生的紧张情绪及对带教老师的陌生感。认真负责地指出实习生存在的不足并督促改正,对其在工作中取得的成绩,应给予及时真诚的表扬和鼓励,提高实习生对护理工作的热情
学习任务和典型的案例	**案例:**患者,女,86岁,因"头晕2d入院",拟以"脑供血不足"收住入院。入院时患者神志清,头晕存在,无视物旋转、无头痛。伴咳嗽咳痰,能自行咳出中等量黄色黏痰,四肢肌力5级。生命体征:体温37℃,脉搏80次/min,血压135/74mmHg,氧饱和度99%。夜间患者按铃,护士到达后,患者诉用力排便后感左侧肢体乏力,无法抬起。感头晕加重,无头痛,无恶心呕吐

带教 重难 点及 策略	**任务:** 1.这位患者可能发生了什么? 2.作为实习生你应该做些什么? 3.这样的事件发生的原因有哪些?
带教 反思	通过带教老师精讲指点、案例分析、讨论,实习生了解了神经内 科疾病的常见发病原因和临床表现,知道了神经内科疾病治疗 和护理的要点,掌握了神经内科常见药物作用及副作用、常见辅 助检查及临床意义

三、实习生理论考核

神经内科护理实习生考核大纲

1.总则:为全面了解并客观、公正地评价实习生的实习效果、工作能力、工作态度,提高实习生工作积极性,特制定本考核大纲。

2.适用范围:神经内科实习生。

3.制定原则:使实习生在神经内科实习期间通过带教老师的知识传授获得系统性的护理工作知识,在短暂的实习工作中,师生能相互督促完成带教实习任务,并取得良好的实习效果。

四、实习生操作考核

神经内科在经口腔吸痰和吸氧方面的操作较多,因此科室将操作评分标准提供给实习生,让实习生提早做好练习,带教老师对操作过程中会出现的重点和难点给予现场演示和细节讲解,让实习生真正理解操作的含义,使操作流程更加顺畅、自然。操作评分标准如表21-3、表21-4所示。

表21-3 经口腔吸痰考核及评分标准

科室:_____ 姓名:_____ 得分:_____

项目		程　序	完成	未完成	
				未做	错误
仪态仪表		规范洗手			
		戴口罩			
操作前准备		用物准备(齐全、有效期内)			
		患者准备(无假牙,口腔黏膜完整)			
操作步骤	准备	核对			
		解释			
		评估患者呼吸道情况			
		病情允许下肺部叩诊			
	过程	安置患者体位恰当			
		必要时给予患者高浓度吸氧			
		连接电源及各管路,开动吸引器,调试压力			
		打开治疗碗方法正确			
		倾倒生理盐水[1]			
		打开吸痰管外包装,暴露末端			
		戴无菌手套,一手保持无菌,取出吸痰管★			
		吸痰管连接负压吸引器,并调节压力[2,3,4,5]			
		试吸			
		阻断负压,将吸痰管插入口腔—咽喉部—气管			
		间歇式旋转吸引,每次不超过15s★			
		抽吸生理盐水冲洗吸痰管			
		分离吸痰管连同手套,弃于医用垃圾桶内			

项目		程　　序	完成	未完成	
				未做	错误
操作步骤	过程	关闭吸引器,将连接管放置妥当			
		擦净患者面部,安置舒适体位			
		再次评估患者呼吸道情况,调整氧流量			
		用物处理			
		洗手			
		记录			
注意事项		吸痰方法正确,保持无菌原则			
		负压大小调节合适			
		严密观察患者意识、血氧饱和度、生命体征等			
熟练程度		动作轻巧、稳重、有条不紊			
人文关怀		操作中注意与患者交流,关心患者,沟通有效			

注:

1.倾倒生理盐水未冲洗瓶口为错误,应瓶签向掌心,冲洗瓶口,从原处倒出,注明开瓶日期和时间。

2.调节负压吸引器压力100~120mmHg,最大不超过200mmHg。

3.吸痰时间不宜超过15s,如痰液较多,需再次吸引,吸氧患者吸氧3~5min,必要时应给予高流量吸氧或根据病情适当延长吸氧时间后再次吸引。

4.吸痰过程中密切监测患者心率、血压、呼吸及氧饱和度等情况,如患者发生缺氧的症状,如发绀、心率下降等,应立即停止吸痰。

5.吸痰管、治疗碗每次更换,其余吸痰用物每日更换一次,储液瓶内吸出液应及时倾倒,不得超过2/3。

6.口腔内吸痰考试总分100分,分32件考件,其中加★号2考件每件5分,共计10分,其余30考件每件3分,共计90分。总分低于90分,为不合格。

表21-4 桶式吸氧操作考核评分标准

科室：_____ 姓名：_____ 得分：_____

项目		程　　序	完成	未完成	
				未做	错误
自身准备		洗手:六步洗手法			
		戴口罩			
操作前准备		用物准备,治疗室完成			
操作步骤	桶式	冲气[1]			
		安装氧气表			
		装通气管			
		装湿化瓶[2](湿化瓶内装无菌蒸馏水1/3~1/2)			
		关小开关(氧气表开关)			
		开大开关(氧气筒开关)			
	过程	核对患者身份★			
		解释用氧目的			
		安置患者体位:半坐卧位或斜坡卧位或舒适卧位			
		准备胶布(单头吸氧管)			
		打开氧气表(小开关),根据患者需要调节氧流量			
		连接一次性吸氧管,试气			
		清洁鼻腔			
		将鼻塞置于鼻腔内(单头吸氧管:用胶布将其固定于鼻尖及面颊部)			
操作步骤	过程	记录:用氧开始时间、氧流量、签全名			

续表

项目	程 序	完成	未完成	
			未做	错误
	安置患者			
	解释用氧注意事项[3]			
	用物处置			
	洗手			
停用	洗手			
	向患者说明停氧理由			
	取下胶布,用纱布包裹鼻塞,分离吸氧管			
	揩净鼻面部			
	记录停氧时间、签操作者全名			
	关大开关(筒式)/关流量开关(壁式)			
	安置患者			
	拆湿化瓶			
	关小开关(仅适用于筒式)			
	卸氧气表			
	用物处置			
	洗手			
注意事项	观察患者缺氧状况有无改善[4]★			
	观察氧气装置有否漏气,是否通畅,氧气筒内剩余量[5]			
	观察流量是否正确(流量表内锥形浮标上端或圆形浮标中线平面所指的刻度)			

注:

1.说明冲气目的:冲掉气门上的灰尘。

2.常用湿化液为蒸馏水,急性肺水肿用20%~30%乙醇。

3.吸氧的注意事项,做好四防:防火、防热、防油、防震。

4.患者由烦躁不安变为安静,心率变慢,血压上升,呼吸平稳,发绀消失。

5.氧气筒内氧气勿用尽,压力表至少要保留0.5MPa(kg/cm²),以防外界空气及杂质进入筒内,再冲气时引起爆炸。

6.患者吸氧过程中需要调节氧流量时,应当先将患者的鼻导管取下,调节好氧流量后,再将其与患者连接。对未用完或已用尽的氧气筒,应分别悬挂"满"或"空"的标志。

7.筒式吸氧操作考试总分100分,分37件考件,其中加★考件8分,其余均2.4分,错误均酌情扣分。总分低于90分,为不合格。

参考文献

[1]	张其梅,莫丽芳,杨丛州.浅谈内科护理临床实习带教难点及对策[J].健康必读,2018(15):268–269.

[2]	周秋明.案例教学法对神经内科护理带教教学质量的影响研究[J].首都食品与医药,2023,30(6):103–105.

[3]	刘文慧.护理专业实习生临床带教的难点分析及对策[J].世界最新医学信息文摘(连续型电子期刊),2015(28):256–256.

(冯捷)

第二十二章

放化疗科实习生带教手册

本章旨在帮助实习生知晓本科室常见的疾病(肺癌、乳腺癌、鼻咽癌、食管癌、宫颈癌、胃癌等),掌握本科室常见肿瘤患者放疗的护理宣教;能叙述放疗科常见化疗药物及其注意事项;能叙述头颈部放疗患者的护理措施及健康宣教;提升与患者的沟通技巧;能在带教老师的指导下进行PICC维护;在带教老师的指导下选取本科室典型案例,完成教学查房。

一、科室介绍

放化疗科是集放疗、化疗、免疫、靶向等治疗为一体的综合性肿瘤治疗中心。科室主要收治各类肿瘤患者,如头颈部肿瘤(如鼻咽癌、扁桃体癌等)、乳腺癌、食管癌、肺癌、肠癌、宫颈癌、肝癌等;对恶性肿瘤进行规范化和个体化治疗,包括全身化疗,术前新辅助放化疗、术后辅助放化疗、姑息性治疗、免疫治疗、靶向治疗、内分泌治疗等。

二、实习生带教计划

放化疗科实习生带教计划如表22-1所示。

表22-1　放化疗科实习生带教计划

周次	知识目标		技能目标		素质与思政目标	阶段性任务
	专科护理	基础护理	专科护理	基础护理		
第一周	1.熟悉科室环境布局、工作流程、各班的职责;掌握消防相关的知识; 2.能说出正确测量血压、体温等生命体征的注意事项; 3.能说出测量血糖的注意事项	1.掌握垃圾分类、锐器处理方法; 2.掌握以下仪器的使用方法:耳温计、电子血压计、血糖仪; 3.能正确使用PDA; 4.知晓本科室常见的疾病:肺癌、乳腺癌、鼻咽癌、食管癌、宫颈癌、胃癌等	能在带教老师指导下测量生命体征、测量血糖、更换输液等	1.能说出T、P、R、BP、SO_2的正常值; 2.掌握各项基础护理技能,掌握各种患者床单位的更换及铺法,熟练进行晨间护理	素质目标:具有尊敬带教老师、关心患者的意识;团结同学;具有良好的敬业精神。 思政目标: 1.树立热爱专业、坚持不懈、勇于奉献的精神; 2.培养与患者及其家属进行有效沟通的能力	完成本周实习计划

周次	知识目标		技能目标		素质与思政目标	阶段性任务
	专科护理	基础护理	专科护理	基础护理		
第一周					3.培养实习生整体护理意识	
第二周	掌握壁式吸氧、氧气雾化吸入、心电图机的操作技术	知道跌倒的相关因素和预防措施；能说出压疮分级、预防措施、皮肤护理的注意事项	1.掌握静脉输液操作和一般输液反应的处理原则，掌握密闭式留置针操作；2.了解PICC置管、输液港、颈穿等导管护理	1.掌握口腔护理、会阴护理、翻身等方法；2.掌握鼻导管吸氧、胃管留置、心电监护等护理操作		小讲课
第三周	1.掌握科室常见肿瘤患者放疗的护理宣教；2.能叙述放疗科常见化疗药物及其注意事项	掌握微泵的使用；能在带教老师指导进行PICC维护	1.掌握青霉素、头孢类药物等皮试液配置及皮试注意事项；2.熟悉CT、磁共振等检查的注意事项	能在带教老师指导下正确发放口服药，了解本科常用口服药的用法用量及注意事项等		1.理论考试；2.完成操作考试

续表

周次	知识目标		技能目标		素质与思政目标	阶段性任务
	专科护理	基础护理	专科护理	基础护理		
第四周	能叙述头颈部放疗患者的护理措施及健康宣教	能正确留取各种标本;掌握更换引流袋的技能	能在带教老师指导下进行动脉及静脉采血;更进一步掌握更换PICC敷贴的技能	掌握配置输液,掌握皮下、肌肉注射等操作		1.教学查房;2.完成实习计划;3.实习生与带教老师工作互评;3.完成实习鉴定书写

放化疗科教案如表22-2所示。

表22-2　放化疗科教案

带教重难点及策略	**重点:** 1.浅谈护理工作,理解护理工作的意义。 2.掌握肺癌、乳腺癌、鼻咽癌、食管癌、宫颈癌、胃癌等相关的理论知识及护理要点。 3.掌握放疗科常见操作技能,如:静脉输液、鼻导管吸氧、留置针穿刺、静脉采血、雾化吸入、PICC更换敷贴等。 4.培养提高临床沟通能力,避免因沟通不良而引起的护患纠纷事件。 **处理:** 1.了解实习生的概况,如了解实习生的职业选择、个性、爱好等,与实习生能进行有效、及时的沟通,理解、关爱实习生,尊重实习生的选择。临床实习阶段实习生的专业思想最容易发生波动,接到具体、烦琐的工作后,一些实习生可能会产生一些想法,或者认为护理工作无非是打针、发药、执行医嘱,十分简单,认为自

带教重难点及策略	己在学校所学的知识是多余的,是浪费时间,因而放松了对自己的要求。一个优秀的带教老师通过自己的工作,可以巩固实习生的专业思想,使其充分认识到护理工作的重要意义;使其认识到护理工作是一项技术性、科学性很强的工作,进而热爱这一平凡而又崇高的职业。带教老师要向实习生传授理论知识、具体的操作技能,更为关键的是要教会实习生怎样关心、体贴、护理患者,特别是危重特殊患者;教会实习生如何做一个具有较强的实践技能、敏锐的观察能力和分析能力的优秀的护理工作者。在带教工作中,应始终注意培养实习生兢兢业业的奉献精神和认真负责的高尚品德。 2.要求实习生做好放化疗相关理论知识复习,掌握本科室常见疾病(如肺癌、乳腺癌、鼻咽癌、食管癌、宫颈癌、胃癌等)的临床表现、护理措施,在临床带教中加强理论知识与实践相结合,指导实习生将理论知识运用于临床中。指导实习生学习临床新理论新知识,不限形式合理利用碎片时间相互探讨临床实践过程中遇到的问题,提高工作责任感,提升临床学习氛围。 3.带教老师应先熟悉实习生的实习守则,根据实习生的实习内容和要求拟订好带教计划,做好充分带教准备,以保证有条不紊地完成整个带教工作。在指导实习生进行各项护理技术操作前,要认真、耐心地讲解操作要领、用物准备及注意事项,同时可以结合临床帮助实习生复习一些理论知识。例如:静脉输液,首先带教老师应解释其目的、用物准备、操作要领、查对制度和无菌技术,然后再对整个操作过程进行示范,进行作各项护理技术操作时,必须严格按照操作规程进行正规操作,使实习生掌握正确的操作方法,并养成一丝不苟的工作作风。多让实习生进行操作,使其掌握本科室常见的护理操作技能,同时要严格检查质量,做到放手不放眼。 4.护患沟通是一门理论性强、概念抽象的课程,实习生很难将理论运用到实际的工作中去。带教老师可以将临床上护患冲突的个案分享给实习生,让实习生一起进行讨论,共同分析纠纷产生的原因以及如何预防。此种实用性护患沟通的教学方法既增加了教学的趣味性,又能使实习生通过沟通案例对其所呈现的失

续表

带教重难点及策略	误留下深刻印象。实习生的穿着、表情、说话的语调、步态等不同的肢体语言,都体现出其工作的态度,饱满的精神状态和积极的工作态度可以提升患者对实习生的信任度。因此,应要求实习生在工作时挂牌上岗,着装规范,服装鞋帽整洁,态度亲切,保持微笑,鼓励实习生用眼神与患者交流,赢得患者的信任。带教老师应教会实习生在关注疾病时,适当了解患者除病症以外的社会生活信息,使得实习生能够感知自己护理的是"病"与"人"的完整结合体。将人文关怀作为临床操作考核内容的一部分,促使实习生将人文关怀逐渐内化为无意识行为。 **难点:** 提升实习生对护理工作的热情。 **处理:** 1.科室应做好实习生的服务工作,带教老师应熟悉自身带教职责,能够及时解答和处理实习生在临床实习中遇到的各种问题,加强与实习生的沟通交流,使实习生能融入一个团结、友善、互助的工作团队。护理带教是指长期从事临床护理工作同时承担护理实践教学任务的护士在临床护理工作过程中开展的一系列教学活动。近年来,随着医疗改革工作的不断拓展与深入,如何有效加强实习生临床护理带教工作的综合质量,逐渐成为带教老师关注的一个重点话题。一方面,通过围绕标准化临床情景模拟教学组织护理带教工作,可以进一步推动护理带教服务模式的多元化发展,从而突破传统带教工作模式过于单一的束缚和弊端,对于后续护理带教工作质量的优化具有重要的辅助价值。另一方面,可以有效促进教学改革工作的不断发展与深入,从而使临床护理带教工作的方式方法变得更为多元,这对于后续护理工作的持续优化与改进具有良好的促进意义和辅助价值,对于预期带教工作目标的实现至关重要。 2.带教老师应做好工作中的榜样,积极、用心地投入工作中,正向影响实习生。带教老师在带教临床技能的同时还应传授实习

带教重难点及策略	生正向的人生价值观,以身作则,告知实习生积极的工作态度和工作成果肯定能得到周围人的肯定,从而使他们内心满足而产生自信,获得坚守护理工作的动力,激励他们积极、努力地投入工作,形成一个良性循环
学习任务和典型的案例	**案例:**患者,男,54岁,因"发热1d,腹泻3d",我院急诊查血常规:白细胞计数(血液)1.5×10^9/L,血红蛋白(血液)78g/L,血小板计数(血液)102×10^9/L,予抗炎及升白治疗后,为求进一步诊治,门诊拟以"1.化疗后骨髓抑制白细胞减少贫血;2.感染发热;3.胃肠炎;4.食管恶性肿瘤,淋巴结继发恶性肿瘤;5.脑梗死恢复期;6.冠状动脉粥样硬化性心脏病冠状动脉支架植入后状态;7.高血压"等收住入院。入院时患者精神软,感乏力,解水样便(每日约数十次),口腔咽部不适,声音嘶哑,稍有咳嗽,无咳痰,无流涕,胸闷气促,医嘱予瑞白针升白细胞治疗、哌拉西林钠针抗炎治疗,洛哌丁胺(自备)止泻治疗。 **任务:** 1.患者入院后我们首先应做什么? 2.这位患者发热、腹泻的原因有哪些? 3.针对这样的患者,作为实习生你觉得你能做什么? 4.你能制定相应的护理措施吗?
带教反思	通过带教老师精讲指点、案例分析、讨论,实习生了解了放化疗科常见肿瘤的发病原因和临床表现,熟悉了放化疗科肿瘤疾病治疗和护理的要点,掌握了本科室常见靶向、免疫及化疗药物的作用及副作用,掌握了放疗的相关护理措施

三、实习生理论考核

放化疗科护理实习生考核大纲

　　1.总则:为全面了解并客观、公正地评价实习生的实习效果、工作能力、工作态度,提高实习生工作积极性,特制定本考核大纲。

2.**适用范围**:放化疗科实习生。

3.**制定原则**:使实习生在放化疗实习期间通过带教老师的知识传授能获得系统性的护理工作知识,在短暂的实习工作中,师生能相互督促完成带教实习任务,并取得良好的实习效果。

四、实习生操作考核

　　放化疗科肿瘤患者以放化疗治疗为主,化疗药物毒性强,输液时需要中心导管,因此以PICC置管患者居多,更换PICC导管患者操作较多。另外,肺癌患者吸氧居多,因此科室对诸如此类项目的操作考核较为受重视。科室将操作评分标准提供给实习生,让实习生提早做好练习,带教老师对操作过程中会出现的重点和难点给予现场演示和细节讲解,让实习生真正理解操作的含义,使操作流程更加顺畅、自然。放化疗科实习生操作考核标准如表22-3、表22-4所示

表22-3　PICC维护操作考核及评分标准

项　　目	程　　序	完成	未完成	
			未做	错误
自身准备	规范洗手,戴口罩、帽子			
操作准备	用物准备及质量检查: 1.用物:PICC换药包(内含75%乙醇棉棒3支、2%葡萄糖酸氯己定乙醇棉棒3支、酒精棉片4片、小方纱、透明敷料10cm×12cm、免缝胶带、无菌手套、治疗巾)、无针输液接头、生理盐水、20mL注射器、免洗手消毒液、皮尺、污物桶、利器盒			

项　目	程　序	完成	未完成	
			未做	错误
操作准备	2.检查一次性物品质量(有效期、有无膨胀、外包装有无破损)[1]			
	环境清洁,光线明亮			
操作步骤	准备 身份核对:腕带、出生日期			
	准备 解释PICC维护目的,取得患者配合			
	准备 询问大小便,有无乙醇、碘、胶布过敏史			
	准备 协助患者取舒适体位,手臂外展			
	准备 皮尺测量上臂臂围			
	过程 规范洗手			
	过程 打开PICC换药包,在患者手臂下方垫一次性治疗巾			
	过程 0或180度角撕除敷贴(从导管远心端向近心端)[3]			
	过程 观察穿刺处周围皮肤情况及导管置入深度			
	过程 再次规范洗手或者使用免洗洗手液消毒			
	过程 戴无菌手套			
	过程 打开接头的无菌包装,用生理盐水行预冲			
	过程 酒精棉片消毒接头的横切面及外围至少20下,15s以上,去除残胶[2]			
	过程 连接新的接头,确保连接紧密			
	过程 抽回血评估导管			
	过程 用脉冲方式冲入生理盐水10~20mL			
	过程 生理盐水剩余0.5~1mL时,以边推注药液边退的方法脱开注射器			

续表

项　目		程　序	完成	未完成	
				未做	错误
操作步骤	过程	用乙醇大棉棒轻柔清洁穿刺点周围皮肤至少2遍,去残胶,用力适中,自然待干,消毒范围为15cm×15cm以上,使用机械摩擦力,必要时可重复[4]			
		用2%葡萄糖酸氯己定乙醇大棉棒消毒以穿刺点为中心皮肤至少2遍,用力适中,自然待干,消毒范围为15cm×15cm以上,使用机械摩擦力,必要时可重复[4]			
		用第3根含2%葡萄糖酸氯己定乙醇或有效碘浓度不低于0.5%的碘伏或2%碘酊大棉棒消毒导管及固定翼上下两面(由内到外)			
		等待消毒剂自然干燥			
		合理固定导管,固定翼应固定在贴膜里面以穿刺点为中心无张力贴上新的无菌透明敷贴,一条胶带蝶形交叉固定延长管[5]			
		在敷贴的小标签上注明更换日期、时间、姓名[6]			
注意事项		导管应有标识并注明更换日期、时间、姓名[8]★			
		观察导管置入深度,有内缩应外拉至原有的刻度已外滑的导管不能内送			
		置管期间需做到[9]: 1)保持导管通畅,在每次静脉输液、给药后需用10~20mL生理盐水脉冲式冲洗并正压封管,输入化疗药物、氨基酸、脂肪乳等高渗、强刺激性药物或输血前后应及时冲管			

项　目	程　序	完成	未完成	
			未做	错误
注意事项	2）冲封管应使用10mL及以上注射器或一次性专用冲洗装置,不应用于高压注射泵推注造影剂和血流动力学监测(耐高压导管除外)。 3）每周至少进行一次维护,纱布及任何纱布用于无菌透明敷贴下的敷贴形式,不得超过48h更换敷贴 4）穿刺处局部皮肤感染、渗血、渗液、出汗及敷料松脱、污染、破损时应缩短敷料更换间隔时间,必要时随时更换。 5）接头可能发生损坏时,每次经由接头取血后,不管什么原因取下接头后要及时更换			
操作熟练程度	动作轻巧、稳重、有条不紊,整体操作时间少于10min[10]			
人文关怀	着装整齐,仪表端庄,操作中注意与患者交流,关心患者			
结果	未做件数：　　错误件数：　　未通过加★号件数： 总点评：			

注：

1.用物准备及检查一次性用物质量,如缺1项扣0.5分,最多扣3分。

2.乙醇棉片消毒接头的横切面次数或时间不够扣1分,未消毒接头外围扣3分。

3.不符合0或180度角原则扣1分,方向错误致导管外移大1cm扣1分,污染无菌区域扣3分。

4.消毒时范围太小扣1分,遍数、力度不够各扣1分。

5.张力粘贴扣1分,固定翼未放在贴膜内扣1分,未蝶形交叉固定扣1分。

6.记录少一项扣1分,最多3分。

7. 穿刺部位情况记录少扣1分,其余缺少1项扣0.5分。

8. 无标识扣2分,未注明或注明缺少扣1分。

9. 此5项其中2项及以上回答错误不得分,全对得3分。

10. 整体操作不流畅,时间大于10min扣3分。

11. PICC维护考试总分100分,分31件考件,加★考件未做扣10分,其他考件未做扣3分,错误酌情扣分。总分低于90分,为不合格。

表22-4 壁式吸氧操作考核及评分标准

项目	程序	完成	未完成	
			未做	错误
自身准备	仪表端庄			
	规范洗手			
	戴口罩			
操作前准备	用物准备及质量检查			
操作步骤	核对患者身份			
	解释用氧目的			
	安置患者体位:半坐卧位或斜坡卧位或舒适卧位			
	关氧气表开关			
	将氧气表插入壁式吸氧孔			
	装通气管			
	装湿化瓶(湿化瓶内装无菌蒸馏水1/3~1/2)★			
	准备胶布(单头吸氧管)			
	打开氧气表开关,根据患者需要调节氧流量			
	连接一次性吸氧管,试气			
	清洁鼻腔			
	将鼻塞置于鼻腔内深度为1.5cm内(单头吸氧管:用胶布将固定于鼻尖及面颊部)			

续表

项目	程序	完成	未完成	
			未做	错误
操作步骤	记录:用氧开始时间、氧流量、签全名			
	安置患者			
	解释用氧注意事项[2]★			
	用物处置			
	规范洗手			
停用吸氧	规范洗手			
	向患者说明停氧理由			
	取下胶布,用纱布包裹鼻塞,揩净鼻面部,分离吸氧管			
	记录停氧时间、签全名			
	关流量开关			
	拆湿化瓶			
	卸氧气表			
	安置患者			
	用物处置			
	规范洗手			
注意事项	观察患者缺氧状况有无改善[3]			
	氧气装置有否漏气,是否通畅			
	流量是否正确(流量表内锥形浮标上端或圆形浮标中线平面所指的刻度)			
操作熟练	动作轻巧、稳重、有条不紊			
人文关怀	操作中注意与患者交流,关心患者			
结果	未作件数:　　错误件数:　　未通过加★号件数:			
	总点评:			

注:

1.常用湿化液为无菌蒸馏水或灭菌注射用水,急性肺水肿用20%~30%乙醇。

2.吸氧的注意事项,做好四防:防火、防热、防油、防震。

3.患者由烦躁不安变为安静,心率变慢,血压上升,呼吸平稳,发绀消失。

4.在患者吸氧过程中,需要调节氧流量时,应当先将患者鼻导管取下,调节好氧流量后,再将其与患者连接。

5.壁式吸氧操作考试总分100分,36件考件,其中加★考件7.5分,其余项2.5分。总分低于90分,为不合格。

参考文献

[1] 刘双全,李沛. 基于成果导向教育教学模式在医学检验实习带教中的应用[J]. 中华检验医学杂志,2023,46(12):1313–1317.

[2] 周伦琴. 浅谈临床带教中护患沟通能力的培养[J]. 世界最新医学信息文摘,2018,18(92):329–330.

[3] 张洁. 护理实习生临床沟通能力培养的研究进展[J]. 中华现代护理杂志 2019,25(15):1973–1977.

[4] 赵永红. 浅谈带教老师在临床护理教学中的作用及工作要求[J]. 世界最新医学信息文摘,2018,18(3):176–177.

(胡舟华)

第二十三章

心血管内科实习生带教手册

本章旨在帮助实习生掌握心血管内科二心脏大血管外科常见疾病的病因、临床表现、诊断方法和治疗原则;学习心血管内科二心脏大血管外科基本操作(如低分子量肝素皮下注射、心脏介入及心脏开放手术后护理、并发症观察、心脏术后容量管理、心血管内科二心脏大血管外科常见引流管等);理解并应用患者评估、制订护理计划、监测病情变化的能力;提升与患者及其家属的沟通技巧,以及与其他医疗团队成员的协作能力;在带教老师指导下选取典型病例,进行个案分析;定期进行学习进度评估,鼓励实习生自我反思,提供及时反馈。

一、科室介绍

心血管内科主要收心血管疾病的各类急、危、重症患者,包括急性心肌梗死、急性心肌炎、急性心力衰竭、室上性心动过速、心房颤动、心脏瓣膜疾病、A型主动脉夹层、先天性心脏病、心脏外伤等。

二、实习生带教计划

心血管内外科带教计划如表23-1所示。

表23-1　心血管内外科带教计划

周次	知识目标		技能目标		素质与思政目标	阶段性任务
	专科护理	基础护理	专科护理	基础护理		
第一周	1. 熟悉科室环境布局,物品摆放位置、消防安全教育、实习生礼仪、各班职责;科室特色和注意事项; 2. 了解心血管内科二心脏大血管外科常见药物及其注意事项	1.知道垃圾分类、锐器处理的方法; 2.充分理解无菌观念; 3.能说出T、P、R、BP、SO_2的正常值	能在带教老师的指导下处理出入院患者	1.掌握床边血糖测量、口腔护理、会阴护理; 2.铺备用床、为卧床患者更换床单,熟练进行患者晨间护理; 3.了解并掌握青霉素皮试液的配置及皮试注意事项	素质目标: 具有尊重患者、爱护患者的意识,良好的敬业精神和伦理道德行为。 思政目标: 1.树立热爱专业、坚持不懈、勇于奉献的精神; 2.培养与患者及其家属进行有效沟通的能力 3.培养实习生整体护理意识;	

278

周次	知识目标		技能目标		素质与思政目标	阶段性任务
	专科护理	基础护理	专科护理	基础护理		
第一周					4.提升实习生的安全护理能力	
第二周	掌握吸氧、低分子量肝素皮下注射、氧气雾化吸入的注意事项	1.知道跌倒的相关因素和预防措施；2.能说出压疮分级、预防措施、皮肤护理的注意事项	1.掌握输液反应的处理原则，掌握密闭式留置针操作；2.掌握心脏介入前后的注意事项，进行正确的宣教；3.掌握排痰仪的使用	1.掌握动静脉采血、皮下注射、肌肉注射操作、氧气雾化吸入的操作方法；2.掌握女患者尿管留置、心电监护的护理操作		小讲课
第三周	知晓本科室的常见疾病：冠心病、心房颤动、心力衰竭、心电传	能说出微泵使用注意事项	了解空肠喂养管、心包管、胸腔闭式引流管、	1.掌握管路的护理		1.实习生与带教老师工作互评

续表

周次	知识目标		技能目标		素质与思政目标	阶段性任务
	专科护理	基础护理	专科护理	基础护理		
第三周	导阻滞、心脏瓣膜疾病、主动脉夹层、肺癌,掌握术前术后的常规宣教、护理要点		双腔PICC管的管路的护理方法	2.在带教老师的指导下,完成肠内营养的鼻饲喂养;3.微泵的使用		2.理论考试;3.实习鉴定书写;4.完成操作考试
第四周	能掌握心力衰竭的健康宣教	能正确留取各种血、尿、粪的化验标本,能正确发放检查单及告知注意事项	能在带教老师的指导下进行高流量仪的操作,能说出无创呼吸机2点以上使用注意事项	1.掌握密闭式静脉留置针的操作;2.掌握胸腔引流管路引流袋、水封瓶更换		1.教学查房;2.完成实习计划表,并放入实习手册

心血管内科教案如表23-2所示。

表23-2 心血管内科教案

带教重难点及策略	**重点:** 1.知道为什么要进行护理工作,理解护理工作的意义。 2.掌握冠心病、心房颤动、心力衰竭、心脏传导阻滞、心脏瓣膜病、主动脉夹层、肺癌的定义,掌握术前术后相关的理论知识及护理要点。 3.掌握心血管内科二心脏大血管外科常见操作技能,如:留置针静脉输液、动静脉采血、雾化吸入、留置导尿、心电监护仪、微泵使用、高流量仪、排痰仪操作等

带教 重难 点及 策略	4.加强护理安全知识的教育和相应能力的培养,提高实习生在实习期间的安全护理及临床沟通能力,避免发生因安全知识缺乏、沟通不畅导致的护患纠纷事件。 **处理:** 1.经常与实习生进行沟通,了解实习生的概况,如职业选择原因、个性、爱好、思想动态、学习情况和工作中存在的薄弱环节等,让实习生明白工作本身是我们人生成长的一个经历,并最终将提升我们的人生价值。 2.要求实习生做好心血管系统章节的理论知识复习,临床带教中加强理论知识的现场考核,在操作中进行评估,了解实习生希望学习的专科技术,以便有的放矢地开展带教工作,提高工作责任感,提升临床学习氛围。 3.带教老师一对一、手把手带教,放手不放眼,将工作中点点滴滴的操作按照流程细致入微地进行带教。 4.毕业实习阶段是护理专业学生能否成为合格护理工作人员的关键阶段,也是顺利完成学业的重要阶段。然而,实习生在实习期间发生有关损害安全护理事件时有耳闻,严重影响了实习生实习期间的安全。如果处理不当,不仅危及实习生身心健康,而且会引发社会不稳定事件。实习生的法律意识淡薄,缺乏对自身的安全防护意识,因此,加强护理安全知识的教育和相应能力的培养,防患于未然,才能更好地保证实习生的身心健康,使其顺利完成实习任务。 5.实习生从学校进入临床实习,由于学校的沟通技巧学习过于理论化,与患者进行沟通时不能与真实的护理实践相适应,沟通技巧的临床应用受到限制。带教老师应针对临床案例教导实习生提前收集沟通前素材,如患者的化验报告、检查数据、用药和治疗要求等信息,现场示范具体沟通方法后再让实习生独立完成同类沟通,增强实习生的自信心,并取得患者的信任。另外,还应将团队意识、团队协作、团队沟通纳入沟通能力培养内容中去,仅凭个人能力无法完成整个病区的患者护理,因此,团队沟

续表

带教重难点及策略	通至关重要。带教老师应结合实习临床现身说法,与患者及其家属、与工作团队的其他成员进行沟通。 **难点:** 提升护生的安全护理。 **处理:** 1.科室应做好实习生的服务工作,熟悉实习带教工作,能够及时解答和处理实习生在临床实习中遇到的各种问题,入科全面系统地介绍专科疾病及病房环境,进行身体安全防护知识教育,提高实习生的防护能力,进行护理不良事件的培训,使其从中吸取经验教训,提高其综合素质和风险意识,减少不良事件的发生。 2.带教老师应做好工作中的榜样,积极、用心地投入工作中,正向影响实习生。带教老师带教临床技能的同时还应传授实习生正向的人生价值观,以身作则,操作过程中体现以人为本,强调安全原则,严格执行三查八对,严防差错事故的发生
学习任务和典型的案例	**案例:**患者,男,70岁,因"反复胸闷10年,加重1周",门诊拟以"冠心病"收治入院。入院时患者神志清,精神好,自诉感胸闷,医嘱予一级护理,低盐低脂饮食,吸氧2L/min,抗血小板聚集,降脂,护胃等对症治疗,生命体征:体温37.3℃,脉搏68~80次/min,血压波动在115~150/50~65mmHg,氧饱和度波动在98%~100%。医嘱予行局麻下冠脉造影术,右桡动脉穿刺处加压包扎。右桡动脉远端搏动好,敷料固定,外观干结,指端发紫伴麻木,予告病危,心电监护:律齐。 **任务:** 1.患者指端发紫伴麻木,可能发生了什么? 2.作为实习生你应该做些什么? 3.为什么冠脉造影检查后要告病危? 4.你将如何对患者进行疾病宣教?
带教反思	通过带教老师精讲指点、案例分析、讨论,实习生了解了心血管疾病的常见发病原因和临床表现,知道了心血管内科心外科疾病治疗和护理的要点,掌握了心血管内科心外科常见药物作用及副作用、常见辅助检查及临床意义

三、实习生理论考核

心血管内科心外科护理实习生考核大纲

1.总则：为全面了解并客观、公正地评价实习生的实习效果、工作能力、工作态度，提高实习生工作积极性，特制定本考核大纲。

2.适用范围：心血管内科心外科实习生。

3.制定原则：实习生在心血管内科心外科实习期间，通过带教老师的知识传授能获得系统性的护理工作知识。在短暂的实习工作中，师生能相互督促完成带教实习任务，并取得良好的实习效果。

四、实习生操作考核

心血管内科心外科在心电监护方面的操作较多，因此对这类项目的操作考核较为重视。科室将操作评分标准提供给实习生，让实习生提早做好练习，带教老师对操作过程中会出现的重点和难点给予现场演示和细节讲解，让实习生真正理解操作的含义，使操作流程更加顺畅、自然。操作评分标准如表23-3、表23-4所示。

表23-3　心电监护操作考核及评分标准

科室：_____ 姓名：_____ 得分：_____

项目	程　　序	完成	未完成	
			未做	错误
自身准备	洗手			
	戴口罩			

续表

项目		程　序	完成	未完成	
				未做	错误
操作步骤	准备	用物准备			
		评估患者			
		核对			
		解释			
		戴手套			
		安置患者体位:平卧位或舒适体位			
	心电	选择粘贴电极片的皮肤[1]			
		先将导线与电极片相连接,再将电极片贴在患者身上			
		部位正确:5导联[2]或3导联[3,4]★			
	氧饱和度	氧饱和度部位选择:食指最常用。选用指甲条件好的手指(根据选用的探头不同,也可以选择耳垂、鼻尖等部位)			
		正确放置氧饱和度探头[5]★			
	创血压	无创血压模式选择:成人、儿童、新生儿			
		放置血压袖带:按照要求对好标记(标记对准肱动脉搏动处),袖带绑在肘关节上2~3cm处,松紧度以容纳1指为宜,快速测定STATBP★			
		测量时用于测量血压的肢体应与患者的心脏置于同一水平位置			

续表

项目		程　序	完成	未完成	
				未做	错误
操作步骤	各参数及报警调节	选择合适的导联:最常见的是Ⅱ导联心电图			
		调整振幅:SIZE的调整			
		调整波形的清晰度①FILTER(过滤):降低了由于其他设备生产的伪差和干扰;②DIAG-NOSIS(诊断):一个未经过滤液的ECG,显示最真实的ECG波;③MONITOR(监护):用于正常监护状态中,可滤除掉可能导致报警的伪差			
		选择波速:心电监护波形走速为25mm/s			
		心率在自身心率上下的30%★			
		血压根据医嘱要求、患者的病情及基础血压设置,一般±20%,选择血压测量模式:手动MANNUAL、自动AUTO和自动间隔时间★			
		氧饱和度根据病情(COPD患者、ARDS患者和一般肺部感染的患者)设置,一般95%~100%★			
素质要求		仪表端庄、动作轻巧、熟练、有条不紊			
		妥善安置患者,解释监护仪使用中的注意事项			
		操作中注意与患者交流,体现人文关怀			
		操作者熟知心电监护使用注意事项,能正确判断各参数测量异常的原因[6,7,8]			
结果		未做件数:　　　错误件数:　　　未通过加★号件数:			

注:

1.选择粘贴电极片的皮肤:无破损、无任何异常的部位,必要时剃除毛发,擦洗干净,用电极片上的备皮纸去掉死皮。避开深静脉置管及除颤位置(右锁骨下方与心尖部)。

2.5导联电极片的部位:(右上与左下电极为呼吸电极):

1)左臂电极(LA):左锁骨中线锁骨下或左上肢连接躯干的部位。

2)右臂电极(RA):右锁骨中线锁骨下或右上肢连接躯干的部位。

3)左腿电极(LL):左锁骨中线第6,7肋间或左髋部。

4)参照电极(RL):右锁骨中线第6,7肋间或右髋部。

5)胸部电极(V):心电图胸导联的位置。

3.3导联电极片的部位:

1)左臂电极:左锁骨中线锁骨下或左上肢连接躯干的部位。

2)右臂电极:右锁骨中线锁骨下或右上肢连接躯干的部位。

3)左腿电极:左锁骨中线第6,7肋间或左髋部。

4.心电图胸导联的位置:

V1:双乳头连线,胸骨柄右侧。

V2:双乳头连线,胸骨柄左侧。

V3:V2与V4连线的中点。

V4:左锁骨中线与第五肋间交点处。

V5:左腋前线与V4同一水平。

V6:左腋中线与V4同一水平。

V7:左腋后线与V4同一水平。

V8:脊柱旁与V4同一水平。

5.正确放置氧饱和度探头:红外线光源对准指甲,选用指套应松紧适宜,避免造成局部压疮

6.氧饱和度的监测:如果波幅很小,说明读数可信度很低。氧饱和度监测不出及测量误差的原因:

1)指甲条件不良,如灰指甲、涂指甲油等。

2)动脉内血流下降,休克、低温,应用了血管活性药物,贫血。

3)受血液内或皮肤上其他物质的干扰。

4)周围环境的强光线的干扰(可用不透光的物质遮盖传感器)。

7.血压监测:以下这些状况可使测压不可靠或测压时间延长:

1)患者移动、发抖或者痉挛;

2)心律失常,极快或极慢的心率;

3)血压迅速变快;

4)严重休克或者体温过低;

5)肥胖和水肿患者。

8.注意事项:

1)监护仪的报警可以分为:一级报警(红色);二级报警(黄色);技

术报警。

2)监护仪报警设定的原则:①保障患者的安全。②尽量减少噪声干扰。③不允许关闭报警功能,除非在抢救时才可以暂时关闭。④报警范围的设定不是正常范围,而应是安全范围。

3)报警音量的设置必须保证护士在工作范围之内能够听到。报警范围应根据情况随时调整,至少每班检查一次设置是否合理。

9.心电监护考试总分100分,分27件考件,其中加★号考件5分,其余项为3分,最后一项:操作者熟知心电监护使用注意事项,能正确判断各参数测量异常的原因,分值10分。总分低于90分,为不合格。

表23-4 微泵操作及评分标准

科室:_____姓名:_____得分:_____

项目		程 序	完成	未完成	
				未做	错误
仪态仪表		洗手:六步洗手法[1]			
		戴口罩[2]			
操作前准备		用物准备及质量检查[3]			
操作步骤	准备	核对患者[4]			
		解释:应用微泵的原因[5]			
		询问过敏史			
		询问大小便			
		取舒适体位			
		置微泵于床旁桌上或固定于床栏上			
		插上电源			
		打开电源开关			
		戴手套			

续表

项目		程　序	完成	未完成	
				未做	错误
操作步骤	过程	将注射器与连接管连接排气至注射器乳头			
		置注射器于微泵卡挡内			
		确认注射器已正确固定[6]★			
		设置输液速度			
		使用"快速"键再次排气[7]			
		再次核对患者			
		与患者输液端连接			
		按"开始"键,开始推注药液			
		安置患者,整理床单位			
		关照患者注意使用安全[8]			
		脱手套			
		洗手:六步洗手法[1]			
		记录微泵内药物的推注速度、时间并签全名			
		微泵推注过程中,注意观察输注情况[9]			
		掌握常见报警的处理方法[10]			
	停用	药液输注完毕后按"停止"键,关机			
		戴手套			
		脱开乳头端连接输液,必要时拔针			
		安置患者,整理床单位			
		整理用物			
		脱手套、洗手:六步洗手法[1]			
		记录输注结束时间			
操作熟练程度		动作熟练、轻巧、稳重、有条不紊			
注意事项		按键使用指腹			
		当需要调整各项数据时,应先按"暂停"键			

续表

项目	程　序	完成	未完成	
			未做	错误
人文关怀	仪表端庄,操作中注意与患者交流,关心患者			
	延长管如连续使用24h须重新更换			
结果	未做件数:　　　件数:　　　未通过加★号件数:			
	总点评:			

注:

1.未洗手或六步洗手法不规范、顺序凌乱均为错误。

2.未戴口罩扣2.5分,佩戴口罩不规范酌情扣分。

3.遵循三查八对原则,按医嘱准备药液。检查一次性物品质量,准备微泵、延长管、注射盘、无菌盘(无菌盘内放置抽好药液的针筒)、垃圾桶。一样物品未准备或准备错误扣1分,最多扣2.5分。

4.核对患者须采取询问姓名、核对腕带2种方法,未核对或仅使用1种方法均为错误。

5.应用微泵的原因:控制药液输入浓度、时间和输入总量。未解释为错误,解释不合理酌情扣分,最多扣2.5分。

6.注射器圈边未插入微泵的圈边固定槽中,注射器未严密贴合于微泵上,注射器乳头未紧靠微泵仪器,微泵拉钩下方按钮未处于完全弹出状态,微泵上"注射器"下方图案有闪烁报警。其中1项未检查或错误扣1分,以此类推,最多扣5分。

7."快速"键正确使用:应先按"暂停"键再连续按2次"快速"键,第2次按住不放;或同时按"快速"及"总量"键(在"启动"状态下)。错误酌情扣分。

8.微泵使用安全包括:勿随意移动仪器,勿随意触碰按键,如遇报警及时呼叫护士。未说明为错误,说明不合理酌情扣分,最多扣2.5分。

9.观察内容包括:输液是否通畅,输液处有无外渗、红肿及疼痛,微泵是否正常运作。以提问形式考核,回答不全酌情扣分。

10.微泵常见报警包括堵塞报警、电池欠压报警、注射完毕报警、遗忘操作报警,注射器推杆安装错误报警以提问形式抽考1项,包括报警形式及处理方法。

11.注意事项考核在操作过程中观察,未使用指腹按键扣2.5分,调整数据时未先按"暂停"键扣2.5分。

12.微泵考试总分100分,分39件考点,其中加★号考件5分,其余项为2.5分,加★考件未做扣5分,错误扣3分;其他考件未做扣2.5分,错误酌情扣分。总分低于90分,为不合格。

参考文献

[1]殷桂花.不同护患沟通模式对预防医疗纠纷的发生率的影响[J].实用临床护理学电子杂志,2020,5(16):194.

[2]李密斯.情景模拟教学法在实习护士带教中的应用进展[J].中国继续医学教育,2023,15(15):88-91.

[3]陈成杯,刘亚璐.护理实习生临床带教思政模式的应用效果分析[J].现代养生,2024,24(8):632-635.

（章武娟）

附　录

经典入科教育

（一）实习生入科前的准备

护理实习生（简称实习生）从院校步入临床科室实习后，实习期一般为10个月，平均每个月轮换一个科室，这意味着他们刚适应一个科室后便要进入下一个科室，工作环境的变化、周围人员的变动及各科室间制度要求的差异，难免造成实习生的焦虑和不适。研究显示，护理实习生的职业倦怠感检出率、抑郁症状检出率、焦虑症状检出率均显著高于非医学专业的实习生，说明护理实习生的职业倦怠感、抑郁、焦虑的状况较为严重，需引起相关人员的足够重视。研究结果表明，91.12%的实习生在实习初期处于中高压力状态。实习生的压力主要表现在工作性质、实习准备及学习与工作的冲突3个方面。为了使实习生更快地适应新环境，减少刚进入一个新科室所产生的焦虑，我们根据护理部提供的实习生名单，收集本科室实习生信息并提前一周做好以下工作。

1.罗列实习生名单，并进行排班。

2.邀请实习生加入实习生带教工作微信接洽群（简称微信工作群），使带教过程中的问题可以在群里进行反馈并得到解决。

3.通知实习生排班,并告知一对一带教老师的相关信息。

4.告知实习生本科室为实习生提供更衣柜、工作物资、呼吸科相关书籍等。

5.告知实习生本科室的规章制度和要求。

6.实习生进入新科室第一天需要获取的信息量较大,因此微信工作群内应提早将本科室需要注意的事项以文字、图片和视频的形式提供给实习生以供其预习。为确保实习生能落实预习工作,入科第一天总带教老师应抽查预习效果并解答部分疑问,预习内容将列入实习生出科理论考试中。如此一来,在总带教老师不脱产的情况下,可以提高第一天的带教效率。

入科第一天,总带教老师现场对每位入科的实习生进行入科教育。第一天需要接收的知识信息量较大,为了让实习生可以利用碎片时间多次记忆,科室并附配套纸质资料一式两份,科室存底一份,实习生留取一份,如此一来,总带教老师在因工作或其他原因更换时,可以及时对接带教工作,同时也可以做到同质化带教。

由总带教老师负责讲解的实习生入科宣教,内容如下所示。

1.总带教老师现场面对面再次欢迎实习生的到来,概括介绍本科室的制度、环境、人员情况,使实习生能感受到被接纳。

2.将实习生基本信息登记录入护理管理系统。本院的实习生都有属于自己的工号,来院实习生登记信息时只有通过输入工号才能有对应的姓名。更新实习生的年龄、电话号码、本科室实习时间等信息,使本科室掌握实习生的最准确信息。

3.讲解本科室专科主要事项。

4.确保实习生的工作安全性,具体如下所示。

(1)排查实习生过敏史。实习生会接触到各种药物,如有药物严重过敏史将严重影响实习生自身生命安全,同时也不能胜任护理工作。综上所述,在入科第一天做好实习生过敏史排查工作至关重要。

(2)实习生年龄偏小,容易遇到身体、心理上的问题。虽然在医院岗前培训时已经有如何近距离寻求帮助和同时如何按照工作要求请病、事假等相关内容,但在实习生入科后总带教老师应再次做好提醒。

(3)消防安全知识是每个社会人员必备的知识。实习生入科后,总带教老师需要带领他们了解科室的消防设施放置位置、安全通道位置,并学习相关消防安全知识。

(4)确保实习生的经济安全。目前,网络信息发达,实习生遭遇网络诈骗的案例不在少数,总带教老师应提醒实习生下载国家反诈中心App,不贪便宜,不听、不信、不转账,并提醒实习生不能与患者方有任何经济关系。

(5)标准预防是基于患者的血液、体液、分泌物、非完整皮肤和黏膜均可能含有病原体的原因,针对医院所有患者和医务人员采取的一组预防感染措施。带教老师应以身作则,提醒实习生做好手卫生,正确佩戴口罩,必要时戴手套操作,不能双手回套针帽,使用无针输液器等防止针刺伤的医疗材料。实习生安全意识仍薄弱,需要带教老师加强带教工作。

(二)劳动纪律

临床带教过程中经常会出现这样的情况:实习生要求准点上下班,不愿意加班,甚至要求不上夜班。有如此想法的实习生,显然不了解护理行业的工作性质。一年365天,每天24

小时,只要医院需要我们,患者需要我们,我们就要奉命前行,需要无私奉献。护士宣誓:"接过前辈手中的蜡烛,燃烧自己,照亮别人,把毕生的精力奉献给护理事业"。带教老师通过教学让实习生体会这句誓言,并带领实习生付诸行动。在劳动纪律方面,实习生应严格遵守医院护理部的统一规定,上班前了解患者病情,下班前在带教老师指导下完成工作,做好书面、口头、床边交接工作,如有需抢救的患者,应互帮互助,协助同事一起进行抢救工作。各个科室的罕见病或特殊病种并非随时能遇到的,更有甚者,某些常见病在某个季节或时间段也很难会遇到。因此,要好好珍惜每一个带教机会。